自分のために
生きられない
あなたに

すべての
罪悪感は
無用です

精神科医
斎藤学

構成／木附千晶

扶桑社

はじめに

この本は、今まで私が執筆してきたいくつかの著書や、私が顧問を務めるメンタルヘルスサービス、株式会社アイエフフエフのホームページ上で展開しているネットカウンセリングに書いたものなどから、今現在生きづらさを抱えている人たちに役立ちそうな言葉を集め、それぞれに解説をつけたものです。なかには、かなり前に書いた著書から引っ張ってきたものもあって、「はて、いったい私はこんなことを書いたんだろうか？」と思う言葉もありますが、こうして分類し、並べ、解説を加えて全体を眺めてみると「いかにも私が言いそうな言葉だな」と感じるので、きっとどれも私が書いたものなのでしょう。

このように私自身でさえうろ覚えだったり、もともとのテーマも、時期も、関心の矛《ほこ》先《さき》もばらばらなところから集めてきた「発言」ではありますが、逆に言えば、私が治療者としてたどってきた軌跡の集大成であり、そこには一貫したメッセージが込められていると言ってもいいでしょう。

そのメッセージとは、「多くの人が、根拠のない自己処罰気分に陥《おちい》り無用な罪悪感を背負っているがために、自分を貶《おとし》めたり、傷つけたりしながら生きざるを得なくなっており、それがさまざまな病いのもとになっている」ということです。

この考えを私に教えてくれたのは、今から50年も前、私がまだ駆け出しの精神科医だった頃に国立療養所久里浜病院（現在は独立行政法人国立病院機構久里浜医療センター）で出会ったアルコール依存症者たちです。この人たちには、私が母校の卒後研修としてトレーニングされていた古典的精神分析の技法がすべて通用しません。しかし、所謂《いわゆる》「アル中」の皆さんは、未熟な26才の私を名医とあがめてくれ、私の仕事が立ち行くようにしてくれたのです。ずっと後になって理想化転移とか自己愛転移という概念があることを知ったのですが、私は自己流でこの辺の工夫を重ねてきました。というわけで、私の治療法は外国からの輸入・翻訳ものではありません。「アル中」諸氏の回復のプロセスに学び、その後過食・拒食サイクル、ギャンブル依存、ワーカホリック、窃盗《せっとう》嗜癖《しへき》の人々の生き直しのお手伝いをしているうちに身につけたものです。そうした臨床のなかで見えてきたのは、彼・彼女らは、緊張しやすく、人付き合いが苦手で、人に弱みを見せることができない人々だということです。だから、たとえばアルコール依存症者は、偉ぶったり、緊張をほぐすために酒を飲みますし、ワーカホリックは「大きな組織を自分で動かしている」気持ちになりたくて仕事に没頭します。ありのままの自分ではやっていけないと思っている点で、対人恐怖の人と同じです。対人恐怖のゆえに、生きていくのが極端に大変そうなのですが、その根底にあるのは、ある意味「妄想的《もうそう》」と言ってもいい自己処罰気分でした。嗜癖者たちは、育ちのなかで「自分の目が他人を傷つけている」とか「自分の存在は他者にとって迷惑である」という誤った考えを植え付けられてしまったがために、自分を責め、苦しんでいたのです。

この勘違いゆえに、体を痛めつけるまで食べ吐《は》きして、「こんな私を見捨てないで」と他者を引き留めようとしたり、大酒を飲んでは車にひかれてみたり、最も大切なはずの妻や子に背を向けられてまで仕事をせずにはいられない。そうやって「自分はダメな人間である」とことさらに主張しながら自分を罰していました。また、そんな不器用な関係性しかつくれない嗜癖者の傍《かたわ》らには、「自分が必要とされる必要」に突き動かされて生きるというやっかいな病気（共依存《きょういそん》症）を抱えたパートナーがくっついて「どうにかして彼・彼女を救おう」とさまざまな手段を講じていましたが、それによって問題行動がますます強化されるという悪循環が起きていることもわかりました。

このように人間関係に視点を置いて見ると、ドメスティックバイオレンスや児童虐待といった家庭内暴力なども、「家族の問題」という同じ根っこでつながっていることが見えてきました。さらに「家族の問題」の背景には、必ず自己認識の問題が横たわっていました。自己愛の傷つきの問題と言ってもいいかもしれません。本文にも書いた通り、健全な自己愛の最も原始的な形は、乳児に対する寛容な母親の視線（惚《ほ》れ込み）です。「おまえは愛されて当然なんだ」と、親から惚れ込まれて育った子どもは、「他人が自分をどう見るか」なんてことに囚《とら》われず、自分のままで、自分が一番幸せになれるように、生きていくことができます。

ところが、これがなかなか難しい。今の競争社会では、私たちは生まれ落ちた瞬間から、他者と比べられ、優劣をつけられ、市場社会に通用する〝良品〟か、規格外の〝不良品〟なのか値踏みされています。家庭もまた社会の一部であり、社会の価値観に左右される場所ですから、親たちは、自分の子どもが規格外とならないよう（できることなら優良品となるよう）期待します。こうした目にさらされて生きていると、自分自身の心のなかに厳しい自己監視装置が内蔵され、かたときも気を休めさせてくれなくなります。絶えず自分にダメ出ししては自己評価を下げ、必要以上に自分を大きく見せようとして疲れ果て、いつしか本当の自分を見失うという悪循環に苦しむことになります。

こうした人々が持つ無用な罪悪感に由来する症状を「必要なこと」と肯定《こうてい》し、「私はあなたを見ていますよ」と関心を注ぎ、その人が今までとは違うありのままで認め合える人間関係を築けるよう力を付与（エンパワメント）すること。彼ら・彼女らの自己評価を高め、傷ついた自己愛を修復することが、私の仕事なのだと今回自分が過去に言ってきたことをまとめてみて、改めて実感できました。

ここ数年、「きちんと私の考えや感じていることを形にしたい」と思いながら、日々の臨床の多忙にまぎれて過ごしてきました。その間、神奈川県相模原市の知的障害者福祉施設で「障害者なんていなくなればいい」と主張する元職員が入居者19人を刺殺し27人に重軽傷を負わせる事件（２０１６年）や、神奈川県座間市緑ケ丘のアパートに住んでいた男が自殺願望のある若者ら９人を相次いで殺害・死体を遺棄する事件（２０１７年）も起こりました。クレプトマニア（窃盗癖）やギャンブル依存は今や世間によくある話題のひとつです。

日々の作業に追われているうちに、仕事仲間である木附千晶さんが私のかつての雑文や講演録から拾いだして、扶桑社の編集者髙橋香澄さんと一緒に一編のアンソロジーにまとめてくださいました。まるで「子曰く」の子になったみたいで不思議な気分です。孤独感や寂しさのなかで苦悩している人々が、今のままの自分でいいのだと気づくためのお役に立てれば幸いです。

2019年1月　斎藤学

もくじ

第1章 苦 生きづらさに苦悩する

第2章 愛

愛が欲しい、愛してくれる人がいない

第3章 人 「〜すべき」という呪縛から逃れられない

第4章 恐 人間関係からはじき出される恐怖

第5章 寂

孤独を抱え、寂しくてたまらない

第6章 嘆

なぜ自分だけいつも不幸なのか

第7章 怒

自分を傷つけた人（親）を許せない

第1章

苦

生きづらさに苦悩する

№01

人は悪事を働いて
罪悪感を持つのではありません。
非合理にも持つ必要のない
罪悪感を勝手に抱き、
その量に応じた悪行・愚行に
走るのです。

インナーマザーが自分を苦しめる

すべての罪悪感は無用です。あなたはしたいこと、する必要のあることだけをしてください。あなたが抱いている罪悪感は、本来持つ必要がないものです。それにもかかわらず持とうとするから、無意識のうちに「その罪悪感に見合った人になろう」として、さまざまな問題行動、悪行・愚行に走らなければいけなくなるのです。

そのもとになっている罪悪感はどこからくるのでしょうか。思春期に入る過程で、人は異性の親に今までとは違った感情を向け始め、避けようとし始めます。大急ぎで家の外にいる同世代の異性に関心を向ける場合もあります。この感情は同性の親への罪悪感を生み、罪悪感は反転して同性の親批判として表現されます。一方で、この罪悪感は思春期の子どもの心の内に取り込まれ、「インナーマザー」（内なる母）と呼ばれる、自分に対する過酷な批判者になります。

インナーマザーは、自分の無能、怠惰《たいだ》、醜《みにく》さを責め、いっときも心を休ませてくれません。これに取りつかれた子どもは、「仕事人間」になるか「何もしない完璧主義者」になるか、さもなければ「痩《や》せた体を追求する拒食・過食症者」や「容貌にこだわる醜《しゅう》貌《ぼう》恐怖者」になります。

インナーマザーの形成を妨《さまた》げるのは、自分の存在を丸ごと認めてくれるような母イメージ（これを「安全な母」といいます）なのですが、さまざまな事情でこれがうまく発達しないと、必要以上に罪悪感を抱く人間ができてしまうことがあります。

インナーマザーとは実際の母親そのものではなく、子どもであるあなたが自分でつくりあげた、「あなたのなかにいる親」です。この存在が、「あなたのなかの子ども」をぎゅうぎゅうと締めつけるから、かなり苦しい。締めつけられて息も絶え絶えになっている状態というのでしょうか。「自分でつくりあげた、自分の心のなかにいる親なんだから簡単に壊せるじゃないか」と思う人もいるかもしれませんが、実際にはなかなか難しい。自分のなかにいる子どもに息を吹き返させ、自分の欲望を知り、現実の親を見ることができるようにならないと、破壊できません。

実際の親を見て「あんな愚《おろ》かな親が自分の親なのだ。そんな親に愛されなくても平気だ」と思え、「親なんてあんなもんだ」と割り切れたときに、あなたはインナーマザーから解放され、不必要な罪悪感も消えていくでしょう。そうなればもう、悪行・愚行を行う必要がなくなりますから、症状と呼ばれるものも自然にやんでいきます。

№02

自分の人生を、
一つの一貫した流れで
物語れるようになれば、
病気になろうと、
どんなことがあろうと、
すべては必要な「恵み」と
感じられるでしょう。

だれの人生にも底を流れる主旋律がある

私は医者になってから、最初はアルコール依存症の治療に携《たずさ》わり、その後、ドメスティックバイオレンス（DV）や児童虐待《ぎゃくたい》、過食症・拒食症などにかかわってきました。他人から見たら浮気っぽくて、仕事の方向をどんどん変えたように見えるかもしれません。けれども私のなかでは一貫して、一定の方向を追いかけてきたつもりです。アルコール依存症も過食症も、「これをせずにはいられない」という、全く同種の病気です。そして根っこに「家族」があります。DVも虐待も家族の問題です。私は1995年に「家族機能研究所」をつくったのですが、ここにきてはじめて、それまでやってきたことを他人にもわかりやすくまとめられたのではないかと思っています。

それは私だけでなく、だれの人生も同じなのではないでしょうか。人は、そのときそのときで興味を持つことが変わってきます。しかし、その関心が何に向いたとしても、あなたがやりたいことであれば、他人に弁解する必要はないのです。次々と対象を変えているようでも、あとから見たら「すべてはつながっていた」ということはよくあります。

その人がいったい何をやっているのか、どういうテーマを持って行動しているのか、それは本人に聞いてみなければわかりません。いえ、本人に聞いてもわからないことも多いでしょう。過食症で、食べて吐《は》いて苦しんでいる本人に、その意味を聞いてもわからない。あとで振り返ってみると、あなたの人生が一つの物語になっていることがわかるでしょう。過食症もあなたの人生というジグソーパズルを埋めるのにぴったりのピースで、「それ以外の自分ではあり得なかった」と、思えるときがきっとくるのです。

私の仕事が、対象を変えながらも「家族」という問題に貫かれてきたように、だれの人生にも、その底に流れる主旋律があるのではないでしょうか。次から次へと違うメロディーを奏《かな》でているように聞こえても、一つの曲としてまとまっているはずです。

あなたの主旋律は何でしょう。ほめてもらえそうなメロディを無理やりつくり出し、「聞いて聞いて」と、他人に聞かせることとは違います。そんなことをしなくても、あなたの人生には、確かに自然に流れているメロディがあるのです。それを見つけ出すことは、あなたにしかできない大仕事です。それを見つけたとき、まずあなた自身がそのメロディに聴き惚れ、すべてを必要な「恵み」として、心から楽しむことができるでしょう。有名人でなくても、金持ちでなくても、平凡なそこらの人生であっても、自分で自分の人生に惚《ほ》れ込めるようになるはずです。

№03

あなたのすることはすべて、
自分を守るためにやっていることです。
どんなに愚かに見えることでも、
人間のやっていることには
ちゃんと意味があって、
ムダなことは一つもありません。
それは、「生き残り」のための
必死の努力なのです。

「問題」とは生き残りのための手段である

アルコール依存も、過食症も、リストカットも、確かに体をぼろぼろにします。そのため、これらは「慢性自殺」と言われる、自殺行為の一種にカウントされることがありますが、こうした嗜癖《しへき》（アディクション）と呼ばれるものは、自己の防衛（生き残り）に役立つものなので、実は自殺とは正反対なのです。

人が嗜癖に走るのには、その裏に別の理由が隠れています。たとえば食べ吐きしてがりがりに痩せている女性は、今にも死んでしまいそうな「死の近い病人」のようですから、だれかに世話してもらわなければ生きていけないという思いがあるのでしょう。飲酒と酩酊《めいてい》は「何もしない。何もできない。そんなこのままの私を愛して」という気持ちを隠し、不眠は「何もしなくていい時間を無限に続けたい」という思いを隠しています。隠れた本音を、そう簡単に表に出すことができないから、わざわざ面倒くさいことをやって、「どうにかして生き残ろう」ともがいているわけです。そんなふうに頑張って生きている自分をちゃんとほめてあげましょう。

何も難しいことではありません。アルコール依存症の人は、「おれはアル中になれてよかった。アル中なんて、だれもがなれるわけじゃない。アル中になってなかったら、もうとっくに自殺していただろう」と思えばいい。食べ吐きしている過食症であれば「横隔膜をちょっと緊張させるだけでゲロが吐ける私はすばらしい。これだけ吐くのが上手ならば、少なくとも、だれも私を毒で死なせることはできないだろう」と自画自賛する。すぐに手首を切りたくなってしまう人は、「この痛みを体験するからこそ、痛くない状況が喜びと感じられる。目に見えない恋の痛手なんか経験するより、よっぽどいい」などと思えばいいわけです。

しかもこのように問題があれば、同じ問題を持った人に出会えます。問題のない人、もしくは問題があっても自覚していない人には、そんな出会いがありません。問題や苦痛があるということは、なんと幸せなことでしょう。同じ体験をした者同士が、それを分かち合い、癒《いや》し合うための「心の家族」を私は「魂の家族」と呼んでいます。「家族」というのは、血縁で結ばれた家族や宗教的意味合いを持ったものだけではないのです。「私はこれをしゃべりたかったんだ」と思えることを話せる場所を持ち、問題を共有する者があれば、それが「魂の家族」なのです。「魂の家族」を手に入れて、安心して本音を出せるようになれば、あなたの「生き残る」ための行為は自然にやんでいきます。

№04

登校を「拒否する」「したくない」などと
自己主張できる子がいたとしたら、
それは今の子どもたちのなかでは
並み以上の子どもです。
偉い。
偉い者に偉いと言ってあげるのは、
治療的なことです。

不登校になることもできない子どもが大勢いる

私は臨床家として、不登校になることもできない子どもがたくさんいることに危機を感じています。たとえばある中学生は学校でいじめられていました。クラスメートに靴の裏をなめさせられたり、靴をくわえて走らされたりと、学校でつらい目に遭《あ》っていました。担任の先生というのは若い女性で、こうした状況を知らなかったわけではなかったのですが「問題」にはしませんでした。

いじめっ子集団のなかのあるお母さんがいじめに気づいて、いじめられていた子の母親に伝えたことから、ようやくいじめられる側の痛みが周囲に少し漏れるようになりました。しかし母親が聞いても、いじめられっ子ははっきりしたことは言いません。「学校で問題を起こさず、うまくやっている」というのが親に対する子どもの最大の見栄なのですから、学校での惨《みじ》めな自分のことなど親に言うはずがありません。もしだれかにつらさを吐露するにしても、親にだけは言わないというのが中学生の心理でしょう。

教師への告白も難しい。教師は当事者でいじめ側の一方の旗頭《はたがしら》ですから、いじめられっ子が実態を話すはずもありません。学校とは評価と位置づけの場です。そのなかでいじめっ子は上位に属する何らかの特徴を持ち、いじめられっ子は劣位のレッテルを貼《は》られた子です。こうした価値の構造を決定し、維持しているのは教師という権力なのです。

活発でいつも笑いの中心にいる子、空気を読むのが上手で周囲にうまく合わせられる子、勉強ができて利発で何でも器用にこなす子。そんな子どもたちがもてはやされ、その逆の印象を与えてしまう子どもを、親や教師が「できない」「のろい」「鈍《どん》くさい」と感じ、発達障害などのレッテルを貼りたがるようになると、子どもたちもこうした仲間を一生懸命排除するようになります。まるでばい菌を探しては洗い流すように。

現代の子どもにとって、学校でうまくやっていけないことは深刻です。彼らに学校以外の日常はありませんし、そこからドロップアウトすることは、いい高校、いい大学、いい就職先、いい収入へとつながる競争社会からもはじき出されることになります。それはまさに死を意味します。だから、どうにかしてそこで頑張ろうと必死になります。

そうした昨今、勇気を持って学校からドロップアウトしようという子どもがいたら、それはもうとてつもない偉大なことではありませんか。学校はそれ自体、子どもにとって最大のストレスであり、子どもがそこから抜け出そうとするのは、かなりのエネルギーが必要だという現実を、われわれおとなはもう少し理解すべきではないでしょうか。

№05

ときどきは良い妻・良い母で、
ときどきは自分の都合で怒ったり、
妻や母の役目をサボったりと、
自分の現実に見合った程度に
「いいかげん」に
やっていればいいのです。
それで十分「良い母」です。

良妻賢母は子どもにとっても迷惑

良妻賢母をやろうとすればするほど無理がきます。良妻賢母はすばらしいのだと信じて頑張れば頑張るほど、反対側から「悪い母親（バッド・マザー）」が吹き出てきます。

心の奥底では、「自分だけの時間がもっと欲しい」「子どもが面倒だ」「自分の子どもなのにかわいいと思えない」と思っているのに、「そんな気持ちを持ってはいけない」「そんな感情を持つのは子どもを愛していない身勝手な『悪い母親』だ」と自分を叱責し、感情を押し込め、じっと我慢を続けます。

本当はだれもが持っている感情なのに、それを見ないようにして自分を捨てて命がけで子どもに尽くしたりします。

ところが押し込めてきた感情はあるとき、「自動的に手が動いて」我が子を突きとばすことで放出されたり、自分が身を削って尽くした報酬を子どもから得ようと、子どもに過度な期待や要求をし始めることで顕在化してしまうことがあります。それこそ子どもにとって、いい迷惑でしょう。

母親が本当の自分を隠して良妻賢母ロボットと化し、父親は企業人としての義務をロボットのように果たしていれば、子どもも本当の自分を窒息《ちっそく》させて、ロボット化します。あるいはロボット化に反抗してバッド・チャイルドになって、暴力やら問題行動とやらに走るかもしれません。もしかしたら、そのまま家に居座っていわゆるニートやら引きこもりという人々になり、「俺の人生を返せ」「自分をこんなふうにしたのはおまえらだ」と、突然、親に刃《やいば》を向けてくるやもしれません。

良妻賢母だの聖母だのというイメージは、日本社会がつくりあげた幻想であり、イメージでしかないのです。そんな聖母になどなれるはずはありませんし、目指す必要もないのです。完璧な母などこの世には存在せず、だれもが不完全で、間違いを犯す、どこか足りない人間なのです。それにもかかわらず「聖母であろう」と無理をしたとき、人のなかに存在する聖母とバッド・マザーは分裂し、いつしかバッド・マザーに乗っ取られてしまうかもしれません。

どちらにもいきすぎず、ほどほどにできることは、実は大変な能力です。

たまにバッド・マザーをやってしまっても、そう自分を責める必要はありません。

自分のなかには「良い母」も「バッド・マザー」もいることを認め、ほどほどにやれる人間らしい母親ほど、子どもにとってほっとする存在はないのです。

№06

主体が意識している他者へのメッセージは
「要求」で、
半ば気づいているものならば
「愁訴《しゅうそ》」です。
全く気づいていない
（ないし気づきたくない）
メッセージは
「症状」と呼ばれます。

「症状」を「要求」に転換するのが治療者の役割

怠学《たいがく》、非行、薬物乱用など思春期にありがちな問題行動（逸脱行動）の一部は要求であり、愁訴であり、ある部分は症状です。これらが一つの問題行動に混在しており、しかも明確な要求と見えたものが実は症状であったりするのが、この領域の精神障害の特徴です。症状とか問題行動と呼ばれるものは、すべてメッセージとしての機能を持っています。主体が通常の言語活動では伝えられないと思い込んでいるもの、抑圧されて主体の無意識ないし前意識にしまい込まれたメッセージが、症状として表現されます。症状と呼ばれるものの多くは、周囲の他者へのコミュニケーションでもあるのです。

若者が、薬物乱用に至るためには、薬物を手に入れる困難さ、使用による身体損傷のおそれ、常用することで生じる学校など社会生活からのドロップアウトの懸念《けねん》など、さまざまな抑止因子を克服しなければなりません。つまり「その気」にならない限り、薬物乱用などできるものではないのです。そして若者が、「その気」になるのは、薬物乱用という手段を使わない限り、周囲とコミュニケーションできなくなっているときです。

たとえば中学生が薬物を乱用するようになると、どんなコミュニケーションが始まるでしょうか。まずは、誘ったり誘われたりする仲間とのコミュニケーションが始まります。この種の交流は、学校に適応できている生徒にとってはたいしたことではありませんが、友達や先生にも見捨てられドロップアウトしている子にとっては貴重なものです。仲間と一緒に薬物に酔うのもコミュニケーションなのです。確かに豊かなコミュニケーションとは言いがたいですが、薬物に酔うことで自己拡大を共有すること自体が魅力的だということは、夜な夜な居酒屋に集《つど》うサラリーマンを見ればわかることです。

こうして薬物という非行を行うと、今度はそれが両親や教師など周囲のおとなへのメッセージになります。「さあ、私は非行をしていますよ。あなた方は、これをどう取り扱うのですか？」という問いを発しているわけです。さらに薬物によって、昏睡《こんすい》したり、体をぼろぼろにして無力な自分を表現することで、周囲へのＳＯＳも送っています。

こうした一連の過程のなかで、非行をした生徒の口からは「助けて」の言葉は出てきません。出るのは、「金をくれ」、「ほっといてくれ」などの反抗的な強がりだけです。そもそも「助けて」が言えるような子なら、こんな危険で面倒なルートへと迷い込むこともないのです。精神療法の仕事は、こうした主体が気づいていない「症状」のメッセージを「要求」に転換する過程と言っていいかもしれません。

№07

はじめに自己に対する規定（認知）があって、
それが「だれにも受け入れてもらえない」
という結論に直結し、
それが絶望感と無力感を引き起こし、
その結果ふたたび「怠け者」を
はじめとする自己罵倒が始まって、
〝から回りのサイクル（循環）〟に
入っていく。

非生産的な自己対話から抜け出すには

メッセージには、それによって他者を縛り、コントロールしようという意図があります。しかしコントロールの意図が発信者に〝意識〟されていれば、それはたんなる〝要求〟であり、症状にはなりません。

症状として成立するためには、このメッセージが発信者には不本意であり、何らかの強制によって無理やりそうさせられているという状況設定が必要なのです。この〝何らかの強制〟というのが病気であり、〝させられている〟行動が「症状」です。

たとえば「私はお母さんに心配をかけまいとこんなに努力しているのに、病気のために迷惑をかけて……私はこの病気が憎い」という状況になってはじめて、症状としての形をとるわけです。つまり患者は、メッセージを送りながら、自発的にそれを送っていることを無意識レベルで否認しているのです。こうした逆説的な形のメッセージをパラドキシカル・メッセージと呼びますが、精神症状のほとんどはこうした形式をとったコミュニケーションの一形態と言ってもいいかもしれません。

なぜこんなややこしいコミュニケーション形式をとるのかといえば、はたから見ればとうていそうとは思えない、自分で勝手につくりあげた根拠のない自己規定――「（私は）幼い、甘え者、怠け者」で、「わがまま、傲慢《ごうまん》」だからなどという信念――に縛られているからです。

「ほらほら、あなたはダメじゃないの」、「そんなこと、あなたにはできないわよ」。

だれでもそんなセリフを小さい頃に言われたことがあるでしょう。「ダメ」と決めつける心の内部の声は、母のそれに似ているかもしれないし、父のもののようでもあるかもしれません。いずれにせよ、こうした考えがいつの間にか頭にたたき込まれて自生し、本人も気づく間もなく繰り返されたセルフ・ダイアローグ（自己対話）は、それ以後の行動や気分に深刻な影響を及ぼします。絶望感や無力感を引き起こして、破壊的な悪循環をもたらすのです。

そんな非生産的な自己対話を切り替え、〝から回りのサイクル〟から抜け出すにはどうしたらいいのでしょうか。答えは簡単です。あなた自身が、あなたの親友にするように自分に接してあげることです。もし、親友が落ち込んでいたら「あなたはダメね」と言うでしょうか。いいえきっと、「あなたは大丈夫。ちゃんとやれている」と声をかけるでしょう。同じように、自分自身にも親切にしてあげるようになればいいのです。

№08

人間は、ときには間違ったこともするし、
失敗もします。
けれども、失敗を糧《かて》にすることはできるし、
間違ったことは直していけばいいのです。
自分の能力には限界があるのだから、
限界のなかでできることをやっていけばいいし、
万能である必要はありません。
つまり、自分の不完全さを含めて
肯定《こうてい》的にとらえることを
「自己肯定」と言うのです。

自己肯定感の強い人は人間関係もうまくいく

「自己肯定」とは、自分のすることを何でもかんでも正しいと判断することではありません。たいして実力や能力がないのに「自分はすごい人物だ」と過大評価することでもありません。特別に頭がいいわけでも、美人でもなく、何かの能力に飛び抜けて長《た》けているわけでもない不完全な自分を「こんな自分だけど愛おしい」「自分がこの自分でよかった」と、心から抱きしめてあげることを「自己肯定」というのです。

このように、そのままの自分を認め受け入れ、自分を尊重し、自己の価値を感じて自らの全存在を肯定する感覚を「自己肯定感」と呼びます。

この「自己肯定感」と呼ばれるものと混同されやすいものに「自己効力感」や「全能感」（もしくは「万能感」）というものがありますが、これらは全く違うものです。

「自己効力感」というのは、ある状況において自分は必要な行動をうまく遂行《すいこう》できる、何かを達成できるという、行動の結果についての期待や予期を指します。また「全能感」とは、何の根拠もなく「自分は何でもできる」という感覚を意味します。子どもの発達段階において、しばしば見られる現象です。生まれたばかりの赤ん坊はこの感覚のなかにいて、実際には何もできないのに「泣く」ことで世話をしてくれるおとなを動かし、それによって自分が世界を動かしている気持ちになっているといわれます。

対して「自己肯定感」とは、何かを持っているとか、何かができるとか、他者と比べて優れているかどうかなどで自分を評価するのではなく、そのままの自分を認める感覚のことです。「自己肯定感」の強い人は、自分の誤りや足りない部分を素直に認めたり、現実にそぐわないと思ったら、すぐに行動を改めることができます。失敗したり間違えても、必要以上にくよくよせず、「次はこうしよう」とこれからの糧《かて》とすることもできます。たとえ自分に嫌な欠点があったとしても目をそむけずに見つめることができます。

このベースをつくるのは、その欲求や痛みに共感して受け止め、欠乏を充《み》たしてくれた他者の存在です。そうした人物との関係性の経験の積み重ねが、他者の痛みに共感し、「分かち合う」ことができる人間へと人を育て、自分の欲求だけを優先させたりせず、我慢することができるようになるのです。

このように、親密な人間関係づくりに必要な能力を備えていますから、自然と周囲には安全な人が集まり、危険な人は遠ざけながら歩んでいくことができます。だから、「自己肯定感」の強い人は、人間関係もうまくいくのです。

第２章

愛

愛が欲しい、
愛してくれる
人がいない

№09

成長の過程で親からもらった
「誤った信念」に取りつかれ、
生きにくくなっている人々がいます。
代表的なものは
「親の不幸は、私のせいだ」
というものです。
極めつきは
「私は生まれてくるべきではなかった」
という信念です。

「良い子でなければ捨てられる」という信念

「そこに帰れば肩肘《かたひじ》張らずに、自分のままでいられる」、「傷ついたり、疲れたりしたら、慰《なぐさ》めてもらって休息をとることができる」。

それが、機能している家族の役割です。ところが、そんな家族としての機能が欠落してしまっている緊張感の高い家族というものがあります。「機能不全家族」と呼ばれる家族です。機能不全家族のなかで育った子どもは、「誤った信念」を持ちやすいという特徴があります。たとえば酒飲みの父がいることで落ち着かない家族のなかで育つと、「お父さんがあんなに飲むのは、私のせいだ」とか「父の望むような立派な男になれなかった自分が、父を不幸にした」という罪悪感を持ったりします。

子どもながらに家のなかをどうにか収めて平穏無事に日々を送ろうとするので、「私が親に愛されるとすれば、それは親の役に立っているときだ」と思ったりもします。そして、ちゃんと親の役に立てていない、理想からはほど遠い自分を呪い、「私は生まれてくるべきではなかった」と考えるのです。

もちろん「父の飲みすぎの結果である母の不幸」も自分のせいなので、そのために母親のカウンセラー役から降りられなくなってしまうことがよくあります。親代わりになって幼い弟妹たちの面倒をみたり、酔った親をかいがいしく世話したり、食事の準備に頭を痛めたりする「良い子」たちです。「良い子でない私は、捨てられる」という信念が、彼/彼女らをこのような言動に駆り立てます。

こんな信念を持って育てば、自分の感情を率直に表現できなくなってしまいます。表現を封じられた感情はやがて鈍麻《どんま》し、生きる喜びも一緒に消えてしまうのですが、親や弟妹たちの面倒をみているうちは、忙しくてそんなことにも気づきません。

こうした生き方は、機能不全の家族で育つ子どもの一種の適応様式であり、生活技術ですが、こういう人たちが思春期に入り、家から離れるようになると、たちまち人間関係に行き詰まってしまいます。自分が何のために生きているのかわからなくなって、毎日が虚《むな》しく、退屈で、しかも緊張で疲れるものになります。そんなときに救ってくれるのは、アルコールや、最近ではゲームやインスタグラムといったSNSなどでしょう。

しかし、何よりも魅力的なのは「自分なしでは生きられないような無力な人物」との出会いです。「生まれてくるべきではなかった」私が、だれかに必要とされるのですから、これ以上の幸福感を与えてくれるものは考えられません。

№10

男というものは、
とかくパートナーの女性を母親にして
甘えたがります。
世間の人たちも、その役割を妻に押しつける。
妻は、これを受け入れて、
そのうち自分のために生きるということが
できなくなってしまうのです。

そしてその娘も同じことを繰り返す

どのようにして人はパートナーや結婚相手を選ぶのでしょう。この選択には、私たちには意識できないメカニズムが働いているようです。言い換えれば、私たちは私たちが信じているほど自由に、自分の意志で結婚相手を選んでいるわけではなさそうなのです。パーティ会場の隅と隅にいても、お互いに引き寄せられる〝一目惚《ひとめぼ》れ〟という現象があります。これは幸せな関係であると同時に危険な関係でもあります。

異性のケア（世話焼き）を必要とする男と、男に必要とされる必要を感じている女が出会うと、双方は一瞬のうちに相手の欲求を見抜いてアドレナリンの同時噴射が生じ、一緒になろうとします。ケアと愛は混同され、女は男の母の役割を背負い込み、その役割の重さに酔って、自分の人生を失ってしまいます。男は、異性を愛することができるようになるという真の成熟の過程を失い、子ども返りの道へと引き返すことになります。双方の欠陥がそのような出会いを生むわけですが、当人同士はまるでそのことには気づいていません。自由意志で相手を選んだと信じ切っています。

かつて私は、男性のアルコール依存症者が、どのようにして現在の妻と結婚したかについて調べたことがあります。見合い、兄や姉のすすめ、友人の紹介、そしてもちろん〝一目惚れ〟もあります。しかし驚いたのは、アルコール依存症者の妻の４人に１人が、アルコール依存症者の娘だったことです。父親の飲酒でさんざん苦労したはずなのに、かなりの高い割合でそのような選択をしていたのです。

もっとも、そんな彼女たちもはじめから不適切に酔っ払う男を選んだわけではありません。周囲にいるボーイフレンドのなかから、いかにも不器用そうで、自分の助けがなければ生きられないような男を選んで20年ほど一緒に暮らしたら、その男がアルコール依存症者になっていたというわけです。あるいは、恋人との関係に破れて寂《さび》しくなっているときに、自分を慕《した》ってくれる男の愛を受け入れて一緒に暮らしてみたら、その男のアルコールの問題がはっきりしてきたのです。彼女たちの母親も、そのようにして配偶者を選んだのであり、だから彼女たちの父親はアルコール依存症者なのです。

たぶん、ことはアルコール依存症という、わかりやすい問題に限らないのでしょう。娘たちの多くは母のように配偶者を選び、母のように自分に甘えたがる男に接し、母のように幸福を感じたり、不幸を嘆《なげ》いたりしているようです。これを繰り返していくうちに、自分が幸せに生きるということを見失ってしまうのでしょう。

№11

はたから見ると悲惨な生活なのですが、
アルコール依存症者という赤ん坊を抱えて
毎日を精いっぱい忙しく暮らしている
妻たちには、そういう意識はないようです。
その証拠に、彼女たちのなかで
離婚を考えている人は、
ごくわずかですから。

「自分が必要とされる必要」という病

私は長いことアルコール依存症という病気の治療に携わってきました。そして、見えてきたのは「家族」でした。アルコール依存症者たちがどんな家庭に育ち、どんな親子関係を持っているのか。どのように配偶者を選んで、その人と暮らし、子育てするのか。アルコール依存症者の親を持った子どもがどんなふうに育ち、思春期を迎え、配偶者を選択して次の世代の家族をつくるかというようなことです。

まず、アルコール依存症者の男性の妻である女性たちのことが気になりました。アルコール依存症の臨床をやっていると、まず妻たちが夫の飲酒を止めて欲しいと私のところへやってくるからです。その妻たちは、20年、30年という期間、社会的には無能力な、それでいてプライドだけは高い自己中心的な男たちにつかえ、ときには殴られたりしながら、家事、子育てに精を出しています。一般には男が担うことの多い、外で生活費を稼ぐという仕事まで、せっせとこなしている者もいます。

彼女たちは夫の飲みすぎを心配し、それをやめさせようと必死になっています。夫の小遣いを管理し、家のなかに酒瓶を置かないように気を配り、見つければ液体を流しに捨てます。夫が数日でもシラフでいれば有頂天《うちょうてん》になって喜び、また飲み出すと顔を曇《くも》らせて無口になります。離婚をすすめると、「別れたいのはヤマヤマですが、子どもがいるので……」などと言います。

こうした女性たちはそれなりに充実していて、「自分自身の救いなど求めていないのだ」ということに気づくまで、私はだいぶ時間がかかりました。

夫に殴られている生活に耐え、刃物で切りつけられる事態に及んでやっと必死で逃げ出す。そうした妻たちを保護するという面倒で泥臭い仕事に何度も付き合い、そのつど「子どもが心配」と虐待する夫のもとへと引き返す妻たちを見ているうちにようやく、彼女たちの「病気」に気がつきました。彼女たちは、「自分が必要とされる必要」に突き動かされて生きていたのです。

こうした病に罹患《りかん》した女性たちは、子どもと夫に気を使い、世話することで彼らをコントロールし、家族のなかで自分の支配権を確立します。そうして、男は自分の下着の場所さえわからなくなります。飯が炊《た》けなくなり、料理ができなくなり、洗濯ができなくなった男ほど、たやすくコントロールできる者はいません。妻の「自分が必要とされる必要」という病も十分満たされます。

№12

人の変化を期待しても仕方がない。
人は必要と思うときにしか変化しません。
あなた自身が今変化を必要としているなら、
ひとりで変化なさい。
もし夫にとってあなたが必要な人なら、
あなたの変化は夫の変化を促します。

人が変わるのは、変わる必要があるとき

妊娠中に夫に浮気をされ、その後、夫婦はセックスレス。

そんな夫婦の妻が、私のクライアントでした。その妻は夫の浮気がいつも気になり、絶えず夫の言動を監視して、興信所をつけたこともありました。確かに夫のほうも、そんな妻の気持ちを逆なでするような行動が多く、手帳にデートの「戦果」とおぼしき記録をつづっていたり、携帯電話を不自然なほど肌身離さず持ち歩き、妻の目を盗むように庭で電話をしたり……などという具合です。

そんな夫に疑いの目を向け、常に浮気の心配をしている妻は、夫の浮気問題が一件落着するたびに、「今度こそ、夫は心を入れ替えてくれるだろう」「この年になったんだから、これからはもう、さすがに浮気をすることはないだろう」と、自分に言い聞かせながらも、夫のちょっとした言動に一喜一憂。毎日が不安で不安で仕方がない。だからついつい「浮気してるんでしょ」と夫を責めてしまい、そのつど、夫は逆ギレして怒鳴ったり、暴れたり、家出をしたりということを繰り返してきました。

夫を愛しているからこそ、夫を失いたくなくてつい浮気を疑ってしまうのでしょうが、

人を愛するということは人を信じるという基本の上に生まれるものです。まずは夫を信じてみることが大切です。

人が変わるのは、変わる必要があるときです。その気のない人を、外から無理やり変えることはできません。浮気性の相手を変えようとするのではなく、相手を疑う自分を変えてごらんなさい。自分ではない、他者を変えることは難しい。でも、自分を変えることは、自分自身がその気になればできるはずです。少なくとも、相手を変えようとするよりもずっと楽なはずです。

今のままでは、相手を疑って大変というより、愛する人を疑うことで疲れるでしょう。本当はあなた自身も、相手を疑うことに辟易《へきえき》しているのではないでしょうか。

神経がすり減ると人は余計に疑心暗鬼になるものです。そんなしんどい人生をこれからも続けていくくらいなら、思い切って相手を信じてみましょう。

もし、あなたが変わることができたなら、きっと相手の行動も変わってきます。

人は「必要とする人」の期待に応えたいと思うものです。

相手にとってあなたが必要な人であるなら、あなたが変わることで相手も変わっていくでしょう。

№13

人は、同じ人間関係を繰り返す。それがどんなに過酷《かこく》なものであっても繰り返すのは不思議なことのようですが、それなりの必然性があるのです。

それが人生をかけた一発逆転の勝負だから

人が繰り返す人間関係は、幼い頃に暮らした家族のなかで身につけたものです。自分を守ってくれる家族（親）を必要とする子どもは、家族のなかで受ける仕打ちがどんなにつらく、悲しく、痛いものであっても、「見捨てられるよりはまし」と、甘んじてそれを受け入れるしかありません。そうしているうちに過酷な人間関係が日常になり、〝なじみのあるもの〟になっていきます。それが当たり前になってしまうのです。たとえば親に殴られ、なじられて育った人は「自分は大切にされるような存在ではない」と学習してしまうので、知らず知らず自分を貶《おとし》めたり、軽んじるようになっていきます。

その結果、おとなになって、自由に付き合う相手を選べる環境になっても、自分に親と同じような仕打ちをする残酷《ざんこく》な他者と関係を結ぶことが多くなります。

皮肉なことですが、どう考えても安全とは言えない、いえ、危険でさえある場所が、唯一、「何が起こり、どう振る舞ったらよいのか予測可能」な安心できる場所になってしまうということも考えられます。

また一方で、こうした過酷な家族のなかで過ごしてきた人は、自分の愛する家族が

「自分を安心させ慰めてくれるような優しい家族（親）であったらどんなにいいだろう」という望みも持っています。自分を傷つける家族のなかで、どうにかして生き延びてきた人々は、心のどこかに、そんな幻想のような憧れを抱くことが少なくないのです。

それがまたその人を、〝自分の家族の特徴〟を備えた人間関係を繰り返すことへと駆り立てます。自分を傷つける相手。自分を殴る相手。自分を馬鹿にする相手。見下して利用する相手。そんなひどい身勝手な相手が、自分が教育したり、尽くしたり、愛したりすることによって成長してくれて、自分のことを大切にし、ずっと望んでいた安全を与えてくれる相手に変身することを無意識のうちに夢見ているからです。だからこそ、何度も儚《はかな》い夢を見ては失敗し、それでも似た相手を選び、チャレンジせざるを得ないのです。

こうした生き方を選択する人の生き様《ざま》は、はたから見ていると愚かで滑稽《こっけい》なものにも映りますが、本人にとっては、人生をかけた真剣な戦いです。人生で最も手に入れたいと願いながら、ずっと叶わなかったものを手に入れられるかもしれない真剣勝負なのです。もし、この戦いで勝利を収めることができたなら、その人は過酷だった人生のすべてを肯定し、受け入れることができるでしょう。

だからそう簡単に、この勝負の土俵から降りるわけにはいかないのです。

№14

母親は、年頃になった娘に
意地悪な継母のようなものとして捨てられ、
情緒的に「殺される」のがよいのです。
丈夫な父親は年頃になった娘に捨てられ、
汚がられ、うっとうしがられ、遠ざけられる。
これが父親の仕事なのです。

手のかかる父親は娘の自立を阻害する

母と娘の関係は、それが同質の者同士の密着した関係になりやすいからこそ、危ういものです。娘はいろいろな工夫をして、そうした密着関係から離れ、自分の世界をつくっていきます。

そのプロセスのなかで往々《おうおう》にして、自分の愛した母、自分を丸ごと愛してくれた「実母」というものはすり替えられて、残酷な「継母」になります。

かつて娘が愛した実の母は死に、すり替えられた継母は、娘を抑圧し、拘束し、自分の価値観を押しつけ、ときには娘に嫉妬《しっと》して殺そうとしたりします。そうした迫害をかろうじて逃れた娘は、この継母を徹底的に憎み、ときに復讐し、殺します。この「情緒的母殺し」が展開するなかで、娘は自分のセクシャリティを発達させていきます。

というのも、やがて娘は心から愛し、自分を愛してくれる白馬に乗った王子を夢想し、それを求め、家を離れていかねばならないからです。実はこの白馬に乗った王子とは、死んでしまった本当の母――娘自身を愛してくれ、また娘も愛した者――にほかなりません。実母から白馬に乗った王子に至る幻想の発展のなかに、女性のセクシャリティの発達があるのです。

ところが、もし、家のなかに王子がいたりするとセクシャリティの発達が阻害されます。愛し、愛される実の母親がそのままいてもダメだし、かといって父親が王子になり代わってしまうのも困ります。

しかし、気の毒で弱々しくて同情と関心を引いてしまうような、ほうってはおけない父親がいると、「父親の王子へのなり代わり」が成立してしまいます。病院に出たり入ったりしている父、理想家肌だけれども社会的能力を欠いた父、母親に迫害されいじめられている父。こうした父が娘の関心を引くとき、娘は外にいる王子を見失ってしまいます。娘は父親に愛着し、これが娘の異性関係を歪《ゆが》めてしまいます。

よく年頃になった娘が意味もなく父親を毛嫌いするようになり、父親たちが衝撃を受けるという話がありますが、これはセクシャリティの発達という意味では非常に健康的なことです。

父親は娘にうっとうしがられて遠ざけられ、母親はきちんと「情緒的に殺される」必要があります。これが娘が家を出て、自分の世界を持ち、自分の大切な人を探すためのエネルギーをつくります。

№15

見栄や虚飾ではなく、
いい意味で自惚《うぬぼ》れられる人ほど、
他人を愛する能力の大きい人です。

健全な自己愛とは

豊かな人間関係をつくるには、健康な自己愛が必要です。自己を愛し、自分で自分の世話を焼こうという気持ちがあるからこそ、地道な努力もできます。自分を愛せればこそ、他人に対しても温かい感情を向けることができるのです。「自惚れ」といいますが、人に惚れることは、自分に惚れることでもあります。

試しに、あなたの周囲を見回してみてください。健康な自己愛を持ち、自信にあふれた人は、他人に対して寛容で、自然に親切にしているでしょう。そういう人は、自分に対して肯定的な分だけ、他人に対しても肯定的な感情を持つことができるのです。そしてまた、自分の欲望にも忠実で正直です。

こうした健康な自己愛、「自惚れ」がちゃんと育つかどうかは、親が与えてくれる環境によって決まります。とくに乳幼児と母親の関係は濃密です。母親は自分の子どもをだれよりもかわいいと思い、期待を託します。子どもが泣けば、その意味をくみ取り、言葉をかけます。乳幼児はただ一方的に母親に世話をされて生きていくのです。子どもはこうして無条件に「愛されて当然」の自分、「大切にされている自分」のイメージをつくりあげていきます。

親が「おまえは愛されて当たり前なんだ。大事にされて当然なんだ。そうじゃないと言う人がいたら、その人のほうがおかしい」とかわいがり、「自分は幸福で運がいい」と子どもに思い込ませることができればいいのです。そうすれば子どもは「自分は、望まれてこの世に生まれてきた」「このままの私で、人に愛されるはずだ」と、自惚れながら、その後の人生をやっていけます。

こうやって親に愛された子どもは、ものおじしない子どもになります。そしてものおじしない子どもは、おどおどした子よりずっと人にかわいがられるし、多くの人と接する機会が増えますから、ますます確かな「愛される」自信をつくっていく。こうしたよい循環の基礎をつくることが親の最大の仕事です。親の仕事は、これに尽きると言ってもいいかもしれません。

そんな大仕事ができる親になるためには、何よりもまず、親が丈夫である必要があります。大きくてどっしりしていて、ちょっとやそっとでは壊れない。そして温かいものを子どもへと放散する。それが子どもをいい意味で自惚れられる、他人を愛する能力に長けた人へと育てる、いい親の条件です。

№16

「私はこれでいい。このままの私がいい」と、
自分のことを愛し、
自分に安らいでいる人は、
他人に癒してもらおうという野心で
ギラギラしていませんし、
愛情をねだりません。
そのような人のほうが、結局、愛されます。

まず自分を愛することから始める

「愛してくれる人がいない」と嘆く前に、まずはだれよりも自分自身を愛してあげましょう。人は、自分で自分のことを愛している分だけ、他人に愛されます。自分を愛し、いたわることができる人は、他人の痛みにも敏感で、他人を愛する能力もたっぷり備えています。

他人を愛する能力とは、自分を犠牲にして尽くすとか、世話焼きに没頭する能力とは別のものです。ましてや相手を独占したり、縛りつけることではありません。必要なときは他人の面倒をみることもできますが、その必要を見分けることもできます。よい人間関係が保てることで自己肯定感がさらに高まり、また他人にも愛されるという、いい循環をしていきます。

自分のことを愛せず、結局、他人にも愛されないという悪循環に陥《おちい》っている人が、いい循環に乗り換えるためには、まず、自分を愛することから始めればいいのです。最初に悪循環に入ってしまったきっかけはたいてい親なのですが、だからといって、いつまでも親を責めていてもしょうがない。きっかけはどうであれ、自分で自分を変えることはできます。

自分を愛するということは、本当の自分とかけ離れた理想の自分をつくりあげて、その自分を愛するということではありません。過去にすばらしかった自分や、未来のすばらしいであろう自分を愛することでもありません。現在のありのままの自分を「これでいい」と受け入れることです。

考えてもみてください。病気で学校にも会社にも行けず、無力な自分を「私は何でもできて偉いからすばらしい」と愛するのはおかしなことです。仕事でミスした自分を、「あれはだれだれのせいだ、私は間違っていない、これでいいのだ」というのも間違った愛し方です。

「私は今、病気だけれど、病気になる必要があったのだ。こんな自分が愛おしい」

「ミスをしてしまったが、その責任をとって挽回しよう。そう思う自分はすばらしい」

と思えるのが、健康な自己肯定であり、自分を愛することができる人です。自分は大勢のなかのひとりで、万能ではないけれど、それで十分であると思えることが大事なのです。

№17

比較されずに育った人は、
自己評価が高い。
たっぷりとした自尊心を
持っているという人は、
言い換えれば
「比較が少ない」人なのです。

比較をするなら自分のなかで

比較が少なければ、「あの人はあの人、私は私」と思えます。どの人が何をやっていようと、自分のやっていることはみないいわけですから。反対に自分のやっていることに自信満々のようでいても、いつも人と比較している人は、生きるのが苦しそうです。

私は精神科臨床という仕事をやっていますが、病気の症状も、ひどい状態からよくなっていくにつれて、他人との比較が少なくなっていきます。

比較をするなら、自分のなかで比較をするといいでしょう。自分の目標を10としたときに、今どのくらいかという比較をするのです。これは励《はげ》みになります。

私は、患者さんの症状がひどいときに、逆の聞き方をすることもあります。たとえばこんな感じです。

「一番悪いときを10として、今いくつくらいだと思う？」

そう聞かれると、10と言う人はまずいません。たいていは「4ぐらい」などと言いますので、私は「じゃあ、よくなっているじゃないの。なんだい、そんな泣きっ面をして」というふうに応えます。

この数値社会、ブランド社会、比較社会のなかで、他人の評価をどこ吹く風と生きられるようになったら、相当の大物です。私の時給はすごく低い、と思っても「時給が低いことと、私の真の価値は関係ない」と、淡々としている。子どもが欲しいと思って生んだのなら、子どもなしで楽しく生きている人を見てうらやましがらない。「私はこうして子どもと楽しい時間を過ごせてよかったわ」と、のんびり生きればいいのですから。

みんながこうなってくると世の中はハッピーな人だらけで、平和で楽しいでしょう。何か一つのことに人がいっせいに集まって競争になることも少なくなります。それぞれが好きなことをやっていると、自然と必要なものがみんなそろって調和し合う。これが理想的な社会ではないでしょうか。

そんなハッピーな人を増やすためには、幼い頃から平等に接してもらうということが大切です。娘がふたりいても、長女を抱っこして情緒的に安心させながら、次女にミルクを与え、その成長を長女と共に心から楽しめる、というような母親であれば、子どもは比較されずにすみます。それには父親が、妻である母親に対して「私は夫に愛されている」という安心感を与える存在でなければなりません。こうした家庭に育てば、平等に人を愛し、他者との比較に怯《おび》えない自己評価が高いおとながができるはずです。

№18

「人を愛する」と
「人を憎む」は同じことです。
その人のことが
いつも頭の一角を占めている。
感情のベクトルが「＋」と「－」で
違っているだけのことです。

嫌いな人は大切な人であることを認める

人は、その人を必要としているからこそ、「どうしてこの人は自分の欲求に応えてくれないのか」とか「なぜ自分の気持ちを理解してくれないのだろう」という気持ちになり、腹も立ち、恨《うら》んだりします。そうしていつもそのことが頭から離れなかったりします。だれかのことをひとりでに考えているというのは、その人を愛しているということです。人は無関心な相手のことなど、思い浮かべません。

私のクライアントさんには、幼い頃に親の愛を切《せつ》に望みながら、それをうまく手に入れることができなかったり、もしくは親に拒否され続けて、怒りを抱えている人がたくさんいます。

こういう親子関係を続けてきた人が、年老いた親の介護をするようになると大変です。すっかり弱って子ども返りした親は、昔のことなど「どこ吹く風」で、平気であなたに甘えてきます。「これもできない」「あれもできない」、「ああして欲しい」「こうしてもらいたい」と、かつて子どもだったあなたが親に求めたように、今度は親のほうが、あなたの加護を必要とし、愛を求めてきます。そういう親と向き合っていると「やはり自分は必要とされていたのだ」という思いが湧《わ》いてくることがあります。しかし一方では、「おまえは私にそんな愛をくれなかったじゃないか！」という怒りも生じます。

だから、あるときはとても優しく接してあげられたと思ったら、次のときには子ども時代の仕返しをするかのように冷たくあしらい、ののしってしまったりして、自己嫌悪に陥ります。「その人が非常に嫌いでありながら、いないとすごく不安になって探し、しかし顔を見るとむかつき罵倒《ばとう》する」という連鎖に入ってしまうこともあるでしょう。

そういう人が私のところに来ては「私は親を愛しているのでしょうか。それとも憎んでいるのでしょうか」と泣き、悩むわけです。他人は「そんなに不愉快になるのなら、いっそ離れればいい」と簡単に言いますが、そんな単純なものではありません。なぜならあなたは、その人を愛しているからです。

ようするに、あなたにとって「嫌いな人」が「好きな人」、「好きな人」が「嫌いな人」なのです。近接した関係や親密な関係が、いつも言い争う関係になってしまったり、ことが起きたあとに、自分を責めずにいられないところが、つらいですね。

この点に焦点をしぼって、どうしていったらよいのか改善を図りましょう。その第一歩は、「嫌いな人は大切な人」であることを認めることです。

№19

「意味ある人生」という
実体があるわけではありません。
何となく息を吸ったり吐いたり
しているのが人生です。
それを面白いと思えることを
回復と言います。

平凡な人生、平凡な自分を受け入れるには

「平凡な人生」を生きる周囲の人たちを馬鹿にしたり、必要以上に「立派な人でなければならない」という呪縛に囚《とら》われている人がいます。

「ひとかどの人物になって意味ある人生を生きたい」などと言ったりしては、理想の自分と現実の自分の乖離《かいり》が受け入れられず、苦しみます。

もっと気楽になりましょう。

そんな大それた「意味ある人生」などどこにもありません。そもそも私もあなたもどこにでもいる、どこにいなくてもかまわない、〝平凡な〟人間です。「自分は個性的な人間だ」と頑張ったところで、そうは変わりません。みんな似たり寄ったりです。

人間として生まれたからには、障がいを持っていない限り、たいてい二足歩行で歩いているし、みんな口か鼻で息をしています。顔にはだいたい目が二つと鼻と口が一つずつ付いています。

美男美女とかいいますが、時代によって好みは変わりますし、よく見ればどんな顔もほとんど変わりません。髪の毛で個性を主張しようとする人もいますが、まぁ、せいぜ

い多い少ない、長い短い、色が違うくらいです。

だったらそんなことにエネルギーを使うよりも、たいしたことのない〝平凡な〟自分を受け入れ、かわいがってあげたほうがいいではありませんか。

そのためには、そうした限界のある〝平凡な〟自分が、他人にも受け入れられるということを実感する必要があります。それには、あなたのことを愛してくれる人を見つければいい。

ただ愛というのはすごく誤解されやすい言葉で、非常に形而上的《けいじじょうてき》な愛からポルノビデオ的な愛まで、いろいろあります。だから、「関心」という言葉に言い換えたらわかりやすいかもしれません。あなたの変化に関心を持ってくれる人を見つけたらいいんです。

それにはまず、あなた自身がだれかに関心を持つことが大切です。何も難しいことではありません。一生懸命に他人を見てみればいいのです。

自分に関心を持ってくれた人に対しては、だれでも好意を持ち、自然と目がいきます。そして「私に関心を持つこの人は、いったいどんな人なんだろう」ともっと知りたくなりますから、その関心があなたに向けられることになります。

人はだれかに関心を向けた分だけ、人からも関心をもらえるのです。

『チーズはどこへ消えた?』とは?

2000年を代表するスペンサー・ジョンソン博士の大ベストセラー。発売以降18年におよび版を重ね、今では**全世界で2800万部**、日本国内だけでも**累計400万部**を突破した驚異のロングセラーとなっている。

数々のスポーツ選手や企業社長の愛読書!
1時間で読めて10年間役に立つ、
ビジネス書の金字塔!

自分の人生は、自分しか変えられない

変化は起きる
チーズはつねにもっていかれ、消える

変化を予期せよ
チーズが消えることに備えよ

変化を探知せよ
つねにチーズの匂いをかいていれば、古くなったのに気がつく

変化にすばやく適応せよ
古いチーズを早くあきらめればそれだけ早く新しいチーズを楽しむことができる

変わろう
チーズと一緒に前進しよう

変化を楽しもう!
冒険を十分に味わい、新しいチーズの味を楽しもう!

進んですばやく変わり再びそれを楽しもう
チーズはつねにもっていかれる

FU SO SHA 扶桑社

従来どおりの考え方をしていては、新しいチーズは見つからない

続編『迷路の外には何がある?』では、迷路に残ったヘムがそのあと何に気づき、チーズが消えるという事態にどう対処していったかが描かれる。変化に即応できず尻込みしてしまう人や、今まで築き上げてきたやり方を変えることができない人が、否応なく迫る新たな環境下でどう考え、状況に対応していくべきか、を考察した究極の「人生寓話」!

『チーズはどこへ消えた?』では語られなかった
がんじがらめの閉塞した
状況を打破し、世界の変化に
対応するための

「6つの絶対法則」!

前作から20年を経て著者が
深化させた、究極の思考転換
パラダイムがここに!

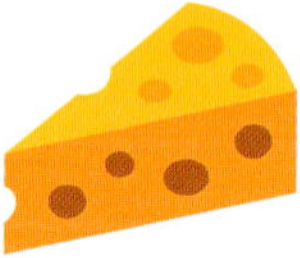

FU SO SHA
扶桑社

『迷路の外には何がある？』

—『チーズはどこへ消えた？』その後の物語—

全世界で2800万部の超ベストセラー『チーズはどこへ消えた？』の待望の続編**『Out of the Maze: An A-Mazing Way to Get Unstuck』**が、アメリカ本国で2018年11月13日に発売となり、大反響を呼んでいます。2017年に逝去したスペンサー・ジョンソン博士の遺作となる本書は、アメリカ以外の24か国でも発売が決定。そして

2019年春、日本語版を扶桑社より刊行！

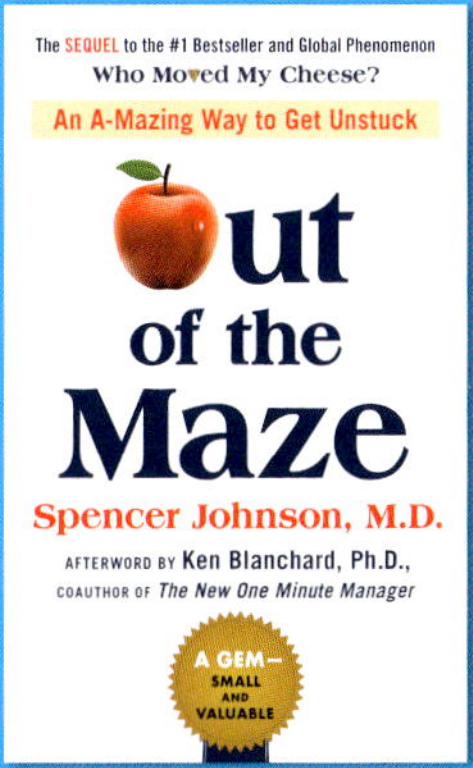

前作『**チーズはどこへ消えた？**』は、**人生を変える方法を描いた物語**。迷路に住むヘムとホーという小人が、大好きなチーズが突然消えるという予期せぬ変化に直面する。ホーは新しいチーズを探して旅立つが、ヘムは今いるところ——住んでいる迷路にとどまることを選択することに……

全世界で2800万人が読んだ“あの物語”には続きがあった！

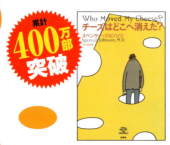

累計400万部突破

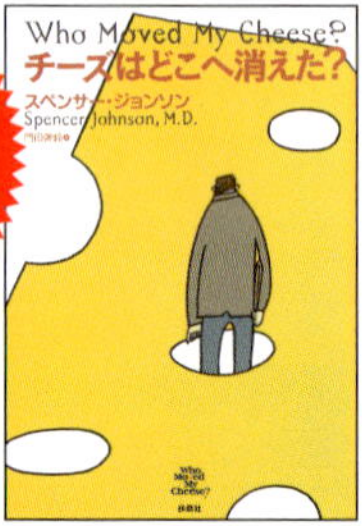

世界中でブームを
巻き起こした大ベストセラー

チーズはどこへ消えた？

2019年 春 続編発売!!

『迷路の外には何がある？』

―『チーズはどこへ消えた？』その後の物語―

どうしても“一歩を踏み出せない”
あなたに贈る新しい物語

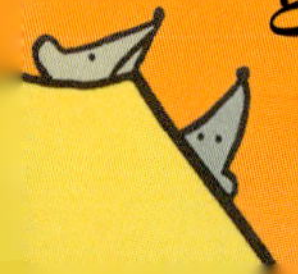

FU SO SHA
扶桑社

第3章

人

「〜〜すべき」という呪縛から逃れられない

№20

子どもに親の期待を
雨あられと浴びせかけ、
期待の視線で縛りあげる
ということが、
この少子化時代に
普遍的な子ども虐待なのです。

親子間の共依存

子どもというものは、親の輝く顔を見たい一心で生きています。そんなふうには見えない子どもでもそうであることは、自分の子ども時代を思い出せばわかるはずなのに、親という役割に囚われた人は、このことを忘れてしまっています。だから「親の期待で子どもを縛る」という「見えない暴力」に気づかない親が世の中にこんなにもあふれているのでしょう。

そのうえ現代の親の期待なるものは、みな一定の方向を向いています。どの親も一律に「よい成績」「名の知れた学校」を望むから、子どものほうも一律に成績亡者、受験の鬼になって、ここに過酷な競争が始まります。競争となれば、勝者も敗者もいるわけで、なかにはどんなに頑張っても親の期待に添えない気の毒な子どもも出てきます。

そんなときに「これ以上、どう頑張れっていうんだ！」と親に罵声《ばせい》を浴びせ、夜食のラーメンを親の頭にぶちまけるような子どもであれば、まだ救われます。頭にかかった熱いラーメンは、「見えない暴力」という虐待を繰り返してきた親にショックを与え、ここから自然の理にかなった親子関係が始まるかもしれません。

残念なのは、この期に及んでなお、親の「虐待」に逆らえない子が圧倒的に多いことです。そして、そうした子どもが「素直な良い子」と呼ばれ、こうした「見えない暴力」に充ちた親子の関係が「健全な親子関係」と呼ばれているから大笑いです。

健全な母たちは、子どもに献身することによって子どもたちを追い詰め、夫に献身することによって、男たちを過労死の縁《ふち》へと追い立てます。この種の献身は、「共依存《きょういそん》」と呼ばれるもので、それは「親密性」と呼ばれるものととても似た外見をしています。

共依存者は他人の感情と自分の感情とをはっきり区別することができないという自己中心性の病理を抱えています。共依存者は周囲の情緒的雰囲気に飲み込まれて暮らしています。相手の沈黙や不機嫌そうな表情は、共依存者を不安にさせます。「私が何か相手にとって不本意なことをしたのではないか、そもそも私に欠陥があるのではないか」と思うからです。

愛する者が自分以外に目を向けたり、自分が望むことに背を向けると、もう自分を大事にしてくれないかのように感じてしまい、支配意欲を強めます。こうして最も身近な場所にいる子どもという他者を意のままに操ろうとするのです。親に愛されることだけを願う子どもが、この暴力から逃れることは、至難《しなん》の業《わざ》です。

№21

子どもというのは、
犠牲者であり依存者です。
「それ以外の選択が
あり得なかった」とき、
人は犠牲者になります。

「子ども」を演じ続け、苦しむのはやめませんか？

たとえば大地震の犠牲者は、大地震が起こることは予測できなかったわけですから、そこにいる以外の選択肢がありませんでした。だから犠牲者なのです。そこにいてもいなくてもよかった、避難するという選択肢もあったけれども、「大地震を経験してみたい」と思って避難しなかったというなら、犠牲者とは言いません。

子どもは、親との関係では選択肢がありません。親に依存しないと生きられないからです。そういう状態から徐々に脱していくことが「おとなになる」ということです。「親に依存しなくても私は生きられます」と、犠牲者であること以外の選択肢が持てるようになれば、もう子どもではありません。依存しなくても生きていけるけれど、私は親に依存することを選ぶ、というのなら、それも犠牲者とは言えないでしょう。

子どもの頃、親との関係のなかでひどい心の傷を受けた、その被害でずっと苦しんで、それ以外の生き方がとれないという人は、「子ども」をやっているのです。

「それでは嫌だ」、「この関係のなかで苦しむ以外の人生も私にはある、それを自分で切り開こう」となってはじめて「おとな」になるわけです。犠牲者であった頃の苦しみを、親から受けた被害を、ぜひきちんと親に伝えて返してやりたい、それが私の生きる道だというのなら、まずそれを気のすむまでやってもいいでしょう。しかし、その後は、おとなである自分の欲望を知り、それに向かってしっかり生きなければなりません。

「おとなになれ」「いつまでも過去にこだわるな」という、世間によくある説教をしようというのではありません。おとなになるということは、本来は自由であり、選択肢が広がった状態だと言っているのです。

ただ、そうした広い選択肢や柔軟性を持って生きていくには、自分の選んだことの結果を自分で引き受ける覚悟が必要です。そのためには「自分はだれとも違う、この世にたったひとりだけの大切な存在なのだ」という健全な自尊心を持ちつつ、バランスをとる能力が必要です。自分とは個性の違う人間と、お互いに文句を言い合いながらも、くっついて、一緒にやっていきながら「全体」でバランスを保てるようにならなければ、柔軟に生きていくことはできません。ぜひ、一つの役割に固定されず、いろいろな可能性のなかから自分で好きな道を選んでいける自由な「おとな」になりましょう。いつまでも自分を固定化された選択肢のなかに閉じ込めて、あえて犠牲者である「子ども」を演じ続け、苦しむ必要はどこにもないのです。

№22

あるドグマを壊そうと思ったら、
それと対立するドグマを植え込むのが
効果的です。
「自立しなければいけない。
いつまでもブラブラしていないで、
働かなくてはいけない」
と思い込んで苦しくなっている場合は、
「働かなくても食ってよい」
「親のスネは骨までしゃぶれ」
という反対のドグマを植え込むことです。

「世間様」「世間並み」にひれ伏す親のループ

ドグマとは、その人が持っている固定されていて頑《かたく》なな信条のことを指します。

さまざまな選択肢のなかから、自分でそのドグマを選んだのならよいのです。そうであればいったん信じたドグマがあっても、状況に応じてそれを壊してみたり、逃れることもできる。行き詰まってきたら、別のドグマに組み替えることも可能です。

けれども、「これしかない」「こうするしかない」という一つのドグマに囚われているなら、「マインドコントロールされている」と言えます。自分にとって都合の悪い状況や危険なことになっても、まだそれにこだわり、その考えから逃れられず、固執し続けることによって息苦しい人生を続けてしまう。

これは、そのドグマを植え込んだ、心のなかにいる母親、「インナーマザー」（内なる母）に支配されている状態なのです。インナーマザーとは、実際の母親とは少し違います。親そのものではなく「世間様」と言ったほうがわかりやすいかもしれません。母親も父親も、「世間様」にひれ伏している場合が多いからです。自分の本音では「そのくらいいいんじゃないか」と思っていても、「世間様」に後ろ指を指されないよう、「世間様」に恥ずかしくないよう、「そんなことをするとご近所に笑われる」と子どもをしつける。それに毎日従っている子どもも、やがて親の意向をくみ取り、「世間様」を取り入れるようになります。親が考えるであろう恐れや不安、「こうでなければならない」という教えを、子どもは自分のものとして取り入れるようになるのです。

こうして親と同様「世間様」にひれ伏す子どもができあがります。彼らにとって「世間様」とは教祖なのです。その教義には、たとえば「人様に迷惑をかけてはいけません」「世間並みでなければなりません」「働かざる者、食うべからず」などがあります。

おとなになっても「おまえは至らない人間なんだから、もっと頑張れ」という世間様にひれ伏した親の声が、いつも心のなかから聞こえたりしてしまって、「世間並み」になろうと必死に努力したり、逆に反抗しては罪悪感を抱いたりします。

こういうときは植え込まれたドグマと反対のドグマを植え込みましょう。「働かざる者、食うべからず」ではなく、「親のスネは枯れるまでしゃぶれ」というドグマを植え込むと、罪悪感が少し緩《ゆる》みます。実際のところ、だらしない子どもを囲い込んでいる親はボケてはいられないので、元気いっぱいになりますから、グータラ子どもは親孝行をしているのかもしれません。

№23

焦《あせ》ったり、自分を叱りとばしたり
してはいけません。
そんなことをすればあなたは、
あなたの残酷な親と同じことを
自分にしてしまうことになります。
まず自分に優しく、そしてゆっくりと。
これが自己修正のコツです。

親イズムからの卒業

普通に生きて、普通に成長していたら、あとから「あれは間違っていた」「悪いことをした」と思うことも、きっとたくさんあるでしょう。そういった自分の変化や矛盾や自分の間違いを自覚したら、それをゆっくりと修正していけばよいのです。そこで焦ったり、自分にダメ出しをしてはいけません。あなたが親から受け取ったイズム――「世間様に迷惑をかけてはいけない」とか「人並みにやりなさい」などの主義主張――を修正、変化させていこうとするのであれば、親があなたにしたものとは違うかかわりを自分自身にしてあげられるようになることが大切です。

元来、イズムというものは硬直していて、変化しにくいものです。それ以外の主義主張を認めず、排除しようとします。ですからそれは、生きて、変化し続けている人間とは正反対の、不自然なものなのです。

親があなたに示した「親イズム」。私はこれを「親教」と呼んでいますが、これもまた不自然なもので、いろんな矛盾やほころびを抱えています。たとえば親教は「人並みになりなさい」と言いながら、「他人に負けるな」とも言います。自分の欲望を主張すると、世間様に迷惑をかける。だから欲望は我慢しなさい、おとなしくしていなさい、そう言いながらも、「一番になりなさい」とも言う。自分の欲望や主張を我慢していたら一番にはなれないだろうと思いますから、そこが親教の苦しいところです。

本当のところ、親教とは「落伍しないように」という教義なのです。出る杭《くい》は打たれるので、世間の人たちよりも上にいきすぎてはいけない。あまり迷惑をかけないようにやりながら一番になる、というのが一番いいのです。そして一番になっても「みなさんのおかげでなりました。決して私個人の功績ではありません」と、あくまでも謙虚に世間様にひれ伏すのが正しいことになっています。

結局のところ、親は子どもに威張りたいのです。親教が主張しているのは、「おまえは子どもでいろ」「私に対しては主張せず、おとなしくしていろ」ということです。

しかし親も人間ですから、そこに個人の欲望が顔を出します。世間様に威張れるような「立派な子の親」になりたいのです。世間様に迷惑をかけずに我慢して生きてきた親にとっては、それがなけなしの喜びとなります。自分が目立ちたかったのなら、自分でどうにかすればよかったのに、それを子どもに肩代わりさせようというわけです。そんな親に従う必要はありません。あなたの人生はあなたらしく変化させていきましょう。

№24

他人の目にどう映ろうと、
自分というものが
自分で抱きしめるに値するほどの
価値があるもの、
愛おしいと思えるものになったとき、
その人は楽になり、
その「私」を守る力を
自覚できるようになります。

平凡な自分に対する親の期待が苦しい

親、親戚、教師や上司……あなたに期待し、「ああすべき」「こうすべきではない」と要求してくる人々の視線を気にして、「それに応えなければ」と頑張っている限り、窮屈で息苦しい毎日が続いていくことでしょう。

成績がよくなければいけない。気が利いて優しく、気立てのいい人でなければならない。スタイルがよくて美しくて、明るい人でなければならない。そんな周囲の期待と要求の目にいつも怯えていれば、ちょっとした失敗をするだけで「自分なんか」と思ってしまいます。何かをやってみようと思っても、他人の目が気になるので結果が怖くて踏み出せず、もし踏み出して何かやってみても、周囲が賞賛するほどの結果が出なければ「こんな自分はダメだ」と自己嫌悪に陥ります。

そんな自己卑下《ひげ》の悪循環を繰り返していると、ますます自分に価値があるとは信じられなくなって、自分が本来持っている力さえも見えなくなっていきます。

ほかの人が何と言おうと、どんな視線を送ってこようと、「自分はかけがえのない存在なんだ」ということがわかったとき、人は人生を自立的に生きていく力を手に入れることができます。

逆説的ですが、特別に賢いわけでもなく、とくに美しくもなく、飛び抜けたスタイルも持っていない、失敗ばかりでユーモアのセンスがあるわけでもない、平凡な自分をそのままで認められるようになったとき、人は「ただ自分である」というだけで価値があると実感できるようになります。そんなふうになれば、大切な自分を守ろうという気持ちが湧いてくるはずです。肩の力がすーっと抜けて、自分らしく楽に生きていけるようにもなるでしょう。

そんなに難しく考えることはありません。「期待に応えられなくなったら自分はひとりぼっちになってしまうかもしれない」などと怯える必要もありません。こう言ってはなんですが、本当はだれも、あなたが思っているほどに、あなたに期待などしていません。「他者が期待する非の打ちどころがない自分」というのは虚像にすぎないのです。他者から向けられていると感じていた期待や要求の視線は、実はあなた自身があなたに向けている視線なのではないでしょうか。

自分の視線で自分をがんじがらめにして、ひとり悶々《もんもん》と苦しんでいるのだとしたら、それこそ馬鹿らしい。そんなものはさっさと捨てて、楽しく生きましょう。

№25

諦めるのは
「それ」を拒否することです。
受け入れるのは
「それ」を自分の一部に
することです。

自分を受け入れられない

「自分をそのままで受け入れてあげましょう」

「欠点を含めて、自分のことを愛おしみ、抱きしめてあげましょう」

私は、患者さんたちに向かってよくそんなことを言います。すると患者さんたちは、不満をもらします。「『今の自分のままで満足しろ』ということですか？」「こんなにつらい現状を甘んじて受け入れ、諦めて生きていけと言うのですか？」というわけです。

自分を「欠点を含めて受け入れる」ということと「諦める」こととは違うと思います。「受け入れる」ときには、明るく陽気な感情がともないます。「諦める」ときには、寂しさと悲しみに覆われます。

もしあなたが「これは受け入れているのか、それとも諦めているのか」と迷ったら、自分の心のなかをのぞいてみてください。そのとき明るく陽気な感情が見えたら、それは「受け入れている」ことになりますし、そうでなければ「諦めている」のです。

こんなふうに話すと、今度は次のような疑問を投げかけてきます。

「『諦めている』とわかったらどうしたらいいのですか？　考えて意図的に『受け入れ

よう』と思えばいいのでしょうか」

頭で考えて「受け入れよう」と頑張ってできるならやってみてもいいですが、きっとうまくはいかないでしょう。逆に頑張れば頑張るほど、寂しさや悲しさが増してしまうかもしれません。

自分を受け入れられない人は、自分で自分を厳しく批判し、「こうでなければならない」「あれができないから自分はダメだ」という、周囲から吹き込まれた考えに囚われて生きています。周囲が決めた規定や価値に振り回され、そんな基準に対して自分がちゃんと「適合しているか」をしょっちゅう、チェックしています。そんなふうに自分をチェックするのは、この際やめましょう。

世間の基準がどうであろうと、周りが何と言ってこようと、あなたはあなたが思うままに生きればいいのです。あなたが好きなことは何ですか？　あなたがやってみたいと思うこと、価値があると思うこと、あなたが大切だと思うことは何でしょうか。

あなたのなかに長い間眠らせてきた、「こうしたい」「こうありたい」という欲求に、どうぞ耳を傾け、大事にしてあげてください。それができるようになったとき、あなたはきっと「それ」を受け入れ、自分の一部にできているはずです。

№26

空虚で寂しい主婦たちのうち、
たまたま従順な娘に恵まれた人は
その娘を自分の愚痴の聞き役、
人生の相談相手に仕立てあげます。
娘が「幼いカウンセラー」として
母親を支えるようになると、
ここに母と娘の強固な
「母・娘カプセル」が形成されるのです。

カプセルを外すには、母親を幸せにすればよい

１９８０年代に入ってから、いわゆる摂食障害者と呼ばれる少女たちが、たくさん私のところにやってくるようになりました。この摂食障害者の激増を理解する鍵の一つは彼女たちの母親の迷いのなかにあります。

第二次世界大戦後に思春期を迎えた彼女たちの母親は、学生時代には個人的達成の「大志を抱く」ように励まされながら、他方では、伝統的な妻・母の役割（他人に奉仕する役割）を当然のこととして押しつけられ、たいした葛藤も持たずに、その役割を選んでしまった人たちです。結婚当初、彼女たちは知的な若い妻、進取的な母親として気楽に暮らしていたのですが、月日が経つうちにその生活の空虚さ、寒々しさに打ちひしがれるようになりました。いつ帰るかわからない夫のために夕食をつくって待つ生活、夫の転勤にくっついて根無し草のように転々とする生活、全身で夫や子どもに奉仕しながら経済的には単なる依存者――そんな生活に疑問を感じるようになったとき、一部の女性たちは台所でアルコールを飲むようになり、ほかの一部の女性たちは「献身的な妻」「聖なる母」という自己認知ときっぱりと決別することを決意しました。

こうした女性たちは、家庭内に緊張をつくり出しました。自らの空虚感や抑うつの責任が夫にあると思い、怒りを抱き、恨んだからです。夫たちもまた、妻たちの寂しさや怒りを理解できないまま放置したり、怒鳴りつけたりしてすませようとしました。

こうした主婦たちが従順な娘を手に入れると、娘をまるで自分の体の延長のように感じてしまい、「自分の一部なのだから、自分と同じように感じているはず」と考えるようになります。自分の喜びは娘の喜び、自分の嘆きは娘の嘆きとして、夫への愚痴などがあれば、思う存分たれ流し、娘は「幼いカウンセラー」として話の聞き役になります。

幼いカウンセラーは相談相手の表情に敏感で、その不幸を自分の不幸として、共に悩むようになります。母親自身が意識化できない野心や怒り、寂しさや恐れは、増幅された形で母親から娘に注入され、母親が断念した社会的成功への野心は明確化した形で娘のなかに定着します。その一方で、父親への敵意と父親から捨てられることへの恐怖が、異性の前で虚勢を張ったり、萎縮したりするぎこちない態度となり、母親との密着関係を維持したまま、つまり「母・娘カプセル」状態になったまま長年過ごすことになります。それを治療しようというときは「カプセル外し」をすればよいのです。それには、母親を「幸せ」にすればよいということになります。

№27

「かあさん」や「おふくろ」に対する
男たちの熱い思いが、
女性の子育てを聖化し、
人々は母親という言葉を聞いただけで、
無限の慈愛や
無条件の献身を期待してしまう
ようになっているのです。

自分のために生きられない日本の母親たち

洋の東西を限らず、男というものは女性を「聖なる母」と「淫蕩《いんとう》な女」に分割し、二つのイメージがひとりの女性のなかに統合されることを恐れてきました。「聖なる母」は淫蕩であってはならないし、「淫蕩な女」は母であってはならないのです。

自分を包み込み、全身全霊をかけてすべての苦難から守ってくれる、子宮をイメージさせる「おふくろ」という言葉が存在する日本において、男たちが渇望してやまない「おふくろ」とは、自分の生命エネルギーのすべてを息子に注入し、その成長のあとでは生けるむくろと化すような空虚な母です。

私のような精神科医から見れば、たとえば野口英世とその母シカのように、映画や銅像に表現された母子関係とは、理想的に完結した情緒的近親姦にほかなりません。

こうした「おふくろ幻想」の蔓延は、日本の母親たちが〝自分のために生きる〟ことを難しくしてきました。「おふくろの味」を忘れられない男は、母校に抱かれ、母なる企業のなかでやんちゃ坊主を演じ、仕事帰りには一杯やって「ママさん」に慰めてもらう。そして妻を「ママ」や「お母さん」と呼んで、夫や父親という男役割を捨て、家庭のなかの年をとった子どもとして一生を終えようとします。

こうした男たちの「おふくろ渇望」に乗ぜられたとき、女たちは「母性本能という神話」の罠《わな》にしっかりと閉じ込められるのです。何より悲劇的なのは、女性自身が、こうした幻想を自分のものにしてしまっているところです。「おふくろ幻想」の片棒を担ぐ限り、女性はこの社会のなかで安穏であり、敬慕を集めます。しかし、その代償として、「真の自己」の特徴である「生きた現実」を喪《うしな》ってしまいます。

社会の掟《おきて》のなかで、最も原初的なものは、言葉を介することもなく文化のなかに浸透し、そこに生きる人々の心の内面に入り込んでいきます。「母たる者は子を愛さなければならない」という掟はこの種の掟で、女性を内面から支配しています。支配された女性たちは、「ならない」を「する」と読み替え、「母たる者は子を愛する」と考えるようになり、それがまるで女性の「本能」であるかのようにされてしまいます。

日本の社会は、結婚という選択をしない女性をいじめ、子どもを産まない（産めない）女性たちをさげすんできましたが、女性のほうもそれを当然の報《むく》いと受け止め続けてきました。社会で一定の地位を占める人々が、「つい、うっかり」こうした本音をもらしてしまうということが今もあとを絶ちません。

№28

他人の評価は相変わらず気になりますし、ときには怖いと思うこともあります。そういう自分も〝それなりに〟頑張って生きていると感じられたときには「真の自己」が成長してきていて、「偽りの自己」を受け入れ、いたわっているのです。

自分が望むように生きても、だれにも嫌われない

あなたや私は「真の自己」と「偽りの自己」のアマルガム（混合物）です。

私たちはときに憂うつになり、ときに恐れ、ときに嫉妬し、ときにごまかします。それでいいではないですか。しょせん私たちは全能ではありません。あらゆる側面で限界があるものとして、この世にあるのです。そんな自分がさまざまな欲求と感情を持って、人とかかわりながら生きて死んでいくだけです。

「成長しなければ」という思いに囚われ、「美しくなければ」というこだわりに溺《おぼ》れない限り、人は一定のペースで、一定のゴールに向かって進みます。そしてその進行自体に幸せを感じるようにできています。

そうであるなら、何かのために今の一瞬の幸せを犠牲にすることをやめようではありませんか。「自分が望むように生きる」ということに誠実になればいいのではないですか。

そんなふうに生きたからといって、決して他人と争いになったり、孤立するということはありません。なぜなら、抱擁《ほうよう》される感覚、受け入れられている感覚、人とのかかわ

りで得られる安心感こそ、人間の最も基本的な欲求なのです。

私たちはもともとこの安心感を得たくて、何かに溺れて生きてきたわけです。そのためにあれこれと焦ってジタバタしてきたわけですが、気がついてみたら、ジタバタしないことこそ、これを得るコツだったというわけです。

私たちは、他人の役に立とうと立つまいと、自分の個性に従って、〝自分のために〟生きるように生まれています。

私が日本人であり、男であり、このくらいの身長であり、こうした体形であり、ある年に、あのような親たちのもとで生まれたというのは、私のアイデンティティ（自己同一性、個性）です。

自らのアイデンティティは変えられるものではありませんし、また変わって欲しくもありません。それを確信するところに、一つの「セレニティ（落ち着き、平安）」が訪れます。

他人の目を気にして囚われてきた、「こうでなければならない」という偽りの自己を否定するのではなく、「そんなふうに頑張って生きてきたな」と思えたとき、「真の自己」は成長し、あなたらしく生きられるようになるのです。

第 4 章

恐

人間関係から
はじき
出される恐怖

№29

青年男女は、
「そこいら」の人とは違う自分を
一生懸命装っていますが、
その心の底にあるのは強い劣等感と焦りです。
親の期待に沿って「勝つ」ことへの
焦りなのです。

平凡であるくらいなら「病気」のほうがマシ

ずいぶん前になりますが、私の周囲に集まる、ミュージシャンだのスポーツ選手だのを目指している薬物依存の青年男女から「パンピー」という言葉を聞いたことがあります。「一般ピープル」のことだそうで、具体的にどんな人のことを指すのかと尋ねたところ、「ドブネズミ色の服を着て、ネクタイをぶら下げたサラリーマンのことで、自分たちの父や親戚など『そこいら』の人」のことだと教えてくれました。

ときは経ちましたが、今も同じように「そこいら」の人にはなりたくないという青年男女が私のところにたくさんやってきます。彼・彼女らは「そこいら」の人と違う自分を一生懸命に装っていますが、その心の底にあるのは強い劣等感と焦りです。親の期待に沿って「優秀」であり続け、「勝つ」ことの焦りと言ってもいいかもしれません。

彼・彼女らにとって、親の失望した顔を見るほど恐ろしいことはないのですが、親の期待どおりの成績を収め、それを免《まぬが》れるものはごく少数です。平凡な成績を余儀なくされた者たちの一部は、平凡であることを恐れて音楽やスポーツに活路を求めます。そうでない者は、同級生たちとの勝ち負けの生活に疲れて部屋に閉じこもります。あるいは極端な〝痩せ〟を求めて拒食症や過食症になります。たとえ病気のレッテルを貼られたとしても、平凡であるよりはマシなのです。

ある性的不能を抱えた青年は、病院の医師に、次のように言ったそうです。

「ともかく、勝たないといけないのに、どうも自分の体を犠牲にしてしまったようだ」

彼らのなかには、見せびらかすかのように、派手な異性交渉を重ねている者が多いのですが、その性生活が充実しているのかというとそうでもありません。

逆に性的不能を訴える者は多く、その劣等感と対人恐怖を隠蔽《いんぺい》するために、派手な性生活を誇示することもあります。そうした者たちのなかの何人かは、セックスに慣れた年上の女生と付き合うようになってから、見違えるように変化を遂《と》げる者がいます。たとえば包茎であったある青年は、自分のペニスは皮に包まれることで、ようやく体につながっているという幻想から離れられないでいました。ある年上の女性とセックスしたとき、彼は「痛い！」と絶叫して相手を驚愕させたのですが、ペニスはちぎり取られることなく、ちゃんと残っていました。この経験を経て、彼は親の顔色をうかがう〝息子〟から自分の足で立つ〝男性〟へと脱皮したのでしょう。長い間、家にこもり続けていた彼が、社会生活を始めるようになったのは、それからのことです。

№30

嗜癖者とは対人恐怖者なのです。
彼らが食物やアルコールに手を出すのは、
これらのモノとの付き合いであれば、
自分が承認される、されない
という恐怖から逃れられるからです。
「冷蔵庫はしゃべらない」し、
「酒瓶は要求しない」からです。

自分の世界に他人が侵入してくる恐怖

私たちは母親（ないし母代理）の関心と世話焼きのなかで生きていきます。私たちはみな母親にしがみつき、依存して育ってきています。一方、母親のほうも私たちを拘束して生きてきました。ですからこの関係は平等ではありません。こうした母親と子どものような相手の世界に侵入し相手を支配する関係は親密性とは無縁です。ふたりの関係が親密であるためには、お互いが対等であることが必須条件です。

私たちが心から欲しているものは、自分以外のだれかから、一切の条件なしに「丸ごと承認してもらうこと」。つまり、「そのままのあなた、そのあなたがいい」ということです。しかし、他者からの承認ばかり求めるわがままが続くと、相手はひたすら自分に従う奴隷《どれい》のようになってしまいます。

奴隷に承認されても満足できませんから、ただ相手に承認を求めるのは諦めて、自分のほうも譲歩する必要が出てきます。こうして私たちは、自分を承認して欲しいという「自己主張」と自分を承認してくれる他者に価値を見いだす「他者承認」とのバランスをとって日々暮らしています。

親密性とはこうして相互に承認し合うふたりの間に漂う感情です。愛の感情と言ってもいいかもしれません。愛に飢《う》え、他人の承認を求めればこそ、その他人を愛し、その人のいきいきとした存在を承認することができます。しかし、それを得るためには、自分の境界内に他人が侵入することも許さなければなりません。でも、決して他人の奴隷として屈するわけでもない、ぎりぎりのバランスのところで成立する対等なふたりの関係がなければ、親密性も生まれません。

リアルな人間関係のなかで、こうした「親密性を築くことができない」。でも「他人の奴隷になりたくない」し、かといって「他人を支配し尽くす力もない」。そういうところで生じるのが対人恐怖症の人の世界です。孤独で、耐えがたいほどに寂しくて、他者の承認が欲しくて欲しくてたまらないのですが、それを求めようとすると自分の世界に他人が侵入してくることを許さなければならなくなります。その不安と恐怖に耐えられないという状態です。

だから対人恐怖症者は、リアルな人間関係ではない、モノとの付き合いを欲します。モノを相手にしている限り、自分が承認されるかどうかという恐怖も、他者を支配してしまうかもしれないという心配も、せずにすむのです。

№31

「機能している家族」とは、
その場に自分らしくいても
許されるということであり、
自分の欲望に沿って
生きられるということであり、
他人から拘束されないということです。
その「家族」は血縁者に限りません。

人間らしく生きるためには、「安全な場所」が必要

現代の社会では、みんな何かしら役割を「演じて」生きています。「仕事のできる会社員」、「子どもを常に気にかけている優しい母親」、「だれからも好かれる社交的な子ども」……という具合に。

いつでも仮面をかぶり、感情を捨てたロボットのように生きざるを得ない状況に置かれた私たちではありますが、人間が人間らしく生きていくためには何ものかによって「魂を吹き込まれる」ことが必要です。そのためには「情緒の分かち合い」がなければなりません。本来、こうしたことができる人間関係が存在する場所が「家族」なのです。

それは血縁者がいれば自然にできあがるというものではなく、私は「魂の家族」と呼んでいます。何よりも大切なのは、そこが「安全な場所」であるかということです。「安全な場所」の要件は次の三つが満たされなければならないと私は考えています。

①そこでは待たれているということ。そこにやってきても不審がられず、自分がそこにいなければ探される場所は、そうでないところより安全です。もともと私たち人間は、世の中をそうしたところだと思いながら生まれ出てきたはずです。

②そこでは査定されないということ。「今日の君はすばらしい」などと言われないし、「昨日のほうがよかった、明日は頑張ってくれ」なども言われない。あるがままでゴロンとそこにいても点数をつけられなくて安全だ、という意味の安全感を私たちは必要としています。

③そこでは心身共に傷つけられないということ。物理的に攻撃されないというだけでなく、自尊心を傷つけるような言動をする人がいないことも大切です。病気やけがをしたり、気持ちが弱っているときにはいたわってもらったり、ケアしてもらうことができ、空腹であれば食べ物を提供されたりする場所では傷つくことはまずないでしょう。

①～③を求める人々からなる人間関係のなかでは、依存と支配の関係が生じにくくなりますから、だれかを縛ったり、自分勝手な期待を押しつけたりはしません。ですからそこに参加する者はみな、自分の欲望に沿って生きることができ、拘束されずにすみます。こうした家族はその参加者の必要に応じてさまざまに変化し、だれも必要としなくなれば消滅してきます。

肉親からなる家族がこうしたものを提供できないときも、私たちは魂を癒したり、育てたりする「魂の家族」を必要としています。

№32

人は人を好きになるときに
頭でいろいろな理屈を考えるが、
そんなものはみな、嘘です。
意識は、嘘しかつきません。

人は無意識に突き動かされている

人を突き動かし何かをさせるものは、いつも人の意識には浮かびません。いえ、浮かべることはできないのです。もし、どうしても〝突き動かすもの〟を知ろうとするなら、その人の行動の連鎖をたどるしかありません。

ある男性を愛した女性たちを一列に並べてみるようなとき、それはようやくはっきりします。一列に並んだ女性たちの容貌は、それほど似ていなかったりします。背丈もバラバラだし、スタイルも違う。だけど、どこかが何となく似ている。「どこが似ているのだろう」などというときに、たとえば「声の質」が登場したりします。

人は意識の上で、だれかとだれかが似ていると思うことがあります。「あの人たちは顔が似ている、偉そうなところが似ている」などと言います。しかし、そんなことに私たちが影響される確率は、ほんのわずかです。本当に動かされるのは、意識に上《のぼ》らない(上らなくされている)ものによってなのです。

私の患者さんで、娘の暴力から逃れて別居した母親がいました。娘と同居しているとき、母親は、娘の薬物依存、暴力団の男との恋愛関係、同棲、男から娘への暴力などに悩んでいて、しょっちゅう私に「また娘がお金を要求するのです。どうしたらいいでしょう」などと尋ねていました。娘と離れて暮らしてから、この母親が気づいたのは、娘の声と自分の母親の声との類似でした。娘は赤ん坊のときからよく泣く声の大きい子で、要求の強さがずっと母親の気にかかっていたのですが、「落ち着いて考えてみると、あれは自分の母の声でした。私が子どもだった頃、いつも私の母の声や振る舞いや、乱暴な態度に違和感を感じていたのを思い出しました」と言うのです。

この母親が意識したのは「娘が煩《わずら》わしい」、「要求がましい子だ」ということでした。それまでも娘との相性の悪さを感じることはあったようですが、母親はずっと無視しようとしました。意識できないところで、娘との関係を、自分と自分の母との関係に同一化していたために、この母親は金縛りのように娘から離れることができずにいたのです。

なにせ娘を改心させ、自分好みの娘にすることは、この母親にとっては大事業でした。これが達成できたとき、この母親は子どもの頃からずっと恐怖の対象であり、自分を抑えつけてきた自分の母に勝ち、その過酷な回想から逃れることができるのですから。

「なぜかわからないけれど、この人が気になる」「どうしても離れられない」――その理由を一生懸命考えたとしても、わかることなどたかが知れています。

№33

考えたくない過去から逃げようとすればするほど、過去は追いかけてきます。

トラウマを受けても、生き残っていることこそ「力」である

逃げようとすればするほど、追いかけてくるのが過去というものです。「記憶を封印し、現実を否認し、感情をなかったことにして、すべてを思い出さないようにすれば、過去とは決別できる」と思っている人は多いですが、実際は全く逆です。そんなことをすれば、飢えた野犬のように過去はあなたを追いかけてきます。

しかし、しっかりと向き合えば、もう追いかけられることはありません。「トラウマ（心的外傷）療法」というものが存在するとすれば、それは傷ついた人を「過去」から解放することと言ってよいでしょう。それを可能にするのは、「君には痛ましい過去があるっていうんだね、ところで、それがどうしたの？」という問いです。つらい経験をしたその人が、現在どうにか生き残っていることを指摘して、その力に気づかせて、活用させることと言ってもいいかもしれません。

トラウマとは何でしょうか。私たちはこの世の中に、一定の秩序と連続性を見いだそうとしています。こうしたものがないと、とても安心して暮らせません。今日は昨日のようであった。明日も今日のようであるだろう。明日の景色も今日の景色のようであり、

今日よいとされていることは、明日もまたよいことであるはずだという認識です。

自然災害や事故はこうした日常の連続性を遮断《しゃだん》し、人が生きるための大切な基盤である安全感にヒビを入れます。災害や事故を体験したあとでは、人はそれ以前のような信頼を周囲に対して抱けなくなるのです。こうした体験をトラウマと言います。

人の心を危険にさらすのは、自然災害や事故だけではありません。むしろ他人からの攻撃や暴力のほうが人の心に破壊的に働くでしょう。その典型が戦争です。でも、戦争の場合には、自分と同じような被害を受けている多数の犠牲者がいます。自分ひとりだけが攻撃を受ける状況では、トラウマはさらにひどいものになりがちです。たとえば強盗や強姦などの被害にあって自分が獲物のように扱われたとき、私たちは被害の痛みのほかに、そのような被害の犠牲にあってしまう自分に、自信と肯定も失うのです。

このような体験をすると、悲惨な記憶はなかなか脳裏を離れません。その出来事が起きたときの恐怖はその後も続いて、平穏な生活のなかにも物騒な回想が無遠慮に入り込み、安楽に眠ることもできなくなります。一緒にいると楽しかった人に対しても「しょせん、私の苦しみなどわかってはもらえない」と考え、次第に孤立し、周囲も離れていきます。このようにトラウマが、ひとりの人生を支配し続けることもまれではありません。

№34

アダルト・チルドレンは
子ども時代に愛着対象から
トラウマを受け、
それによって
「力を奪われた」人々です。

アダルト・チルドレン回復の道筋

「安全な場所」として機能しない家族のなかで育った人々のことをアダルト・チルドレンと呼びます。こうした家族のなかで育つことで、アダルト・チルドレンの人は力を奪われ、それによって「周囲から切り離された」生活習慣を身につけてしまいます。

そこから回復するためには、まず奪われた力を取り戻す必要があります。「本当は自分には力があるのだ」という、力の自覚を獲得し、得た力を用いて「新たな関係をつくり出すこと」ができるようになる必要があるのです。

こうした一連の作業を「エンパワメント（力の付与）」と言いますが、単に「頑張れ」と励ましたり、できることを並べ立てて有能感を拡大させればすむわけではありません。むしろ逆で、今までの意志と力の方向を変えさせるために、まず力を抜くことから始めます。安らぎのなかで、自らの心の傷に向き合うゆとりを得ることからすべては始まるのです。

アダルト・チルドレンが力を回復するためには、親のように尻をたたき、頑張らせようとしない、アダルト・チルドレンの力を信じている治療者、仲間との出会いが必要です。こうした治療者や仲間は、ひとりひとりのアダルト・チルドレンの「長所や力（パワー・ポイント）」に注目し、各自のパワーを自覚させます。そうすることによってアダルト・チルドレンであった人も、自分自身で自らの力を磨き、強めることができるようになるのです。

よちよち歩きの子どもを連れた母親の場合を考えてみてください。子どもが転んだとき、子どもの立ちあがる力を信じられる母親は、子どもを見守りますが手を貸しません。立ちあがろうとする子どもの力に共感し、立ちあがった子どもの力をたたえるでしょう。子どもは、自分を見守る母親の瞳のなかに、自分への称賛を見いだし、それを肯定的な自己イメージの素材にしていきます。こうした一連の「見守り（ウォッチング）」には時間と心のゆとりが必要です。ゆとりのない母親はあわてて子どもを抱き起こし、ついでに子どもを叱りとばします。その経験の繰り返しは、自らの能力を自覚する力を削ぎ、母親への依存を強めます。

アダルト・チルドレンも同じです。回復するのはあくまで自分自身なのですから、そのことを自覚し、余計なことはしない援助者を探しましょう。

№35

普通のおとなは、ほうっておけば子どもを情緒的にか身体的にか虐待してしまうものだというくらいに考えてちょうどよいのです。

母親が子どもに怒りの感情を持つことは、普通である

そもそも児童虐待とは、おとなと子どもの古来から続く対立・葛藤を表現する言葉です。実母による虐待事件が起こると、世間はやたらと騒ぎ立てますが、なにも子どもを虐待するのは母親だけではありません。父親もするし、年上の兄姉もします。祖父母も伯父伯母も、そのほかの親戚もすれば、赤の他人のおとなもやります。ベビーシッターや保育士、教師による虐待など、数が多すぎて、やっている本人でさえそれとは自覚できていないこともままあります。

つい最近も兵庫県神戸市の中学校教師（37歳）が、柔道部員らに体罰という虐待を繰り返し、それによって複数の男子生徒が不登校になったという事件が報道されていました（『東京新聞』２０１８年9月13日付）。

この教師は、1年間に7人の生徒に平手打ちや頭をたたくなどを計十数回繰り返していたそうですが、「けがをさせない程度なら体罰が容認されると思っていた」と市の教育委員会に説明したそうです。

この例でもわかるように、普通のおとなは、そのおとなの好きにさせておくと無自覚

のまま、何らかの形で子どもを虐待してしまうものなのです。

それにもかかわらず、母親による虐待がことさら大げさに取りざたされるのは、女性は、ただ女性として生まれただけで「母性本能」なるものを備えていて、自分の子を持ちたがり、子どもを慈《いつく》しんで愛し、子どものためならすべてを捧げるものだという〝信仰〟がまかりとおっているからです。

確かに、母親に邪魔に思われたり、邪険に扱われたり、怒りや恨みの感情を向けられたりすることは、子どもにとって大いなる危機ですが、そういった感情も〝自然な感情〟です。しかも母親たちは自分の役割をわきまえていますから、子育てという〝仕事〟を与えられれば、簡単には手抜きもしません。

それに、真から「憎たらしい」と思うときでも、「かわいくてたまらない」と思ったときの自分の感情を思い出せるのが普通の母親です。そのため、子育ては滞《とどこお》りない業務として行われることが多いものです。

しかし、もしそうだとしても育児をするということにともなって、母親は子どもに怒り、憎しみ、嫌悪感等の陰性感情を向けることがあるということ。

そしてそれはごくごく〝当たり前〟であることを強調しておきたいのです。

№36

「家族」には、男が女を殴っても、おとなが子どもを虐待しても許される一種の無法地帯、危険地帯という側面があります。

家族は「安全」な場所であり、「危険」な場所でもある

自由で先進的なイメージのあるアメリカは、実は「善き強き父」と「聖なる母性愛」を中心とした、「家族」を強調する国でもあるということはよく知られています。言葉を換えれば、「母がいて父がいて、ふたりが自分（子ども）を見守ってくれる」という「安全な家族」の強調です。

ここで注意しなければならないことは、こうした安全な家族のイメージが振りまかれることで、それが大昔から本当にあったように思い込んでしまうことです。「人間というものはほうっておけば、こうした安全な家族をつくるのだ」、「だからそれは〝自然のあり方〟だ」というような思考が進んでしまうと、現在の家族というものの現実が見えなくなってしまいます。

「安全な家族」という幻想は、自分と「自分よりも気の毒な子どもたち」というものを対比させ、強調する機能を持ちます。「あの子に比べて、自分はなんて幸せなんだろう」と、自分が属する家族集団、そしてその延長としての社会集団から落ちこぼれることの恐怖を小さなうちから子どもにたたき込んで、その家族ないし社会集団を維持しなければ

ばならないという考えを醸成《じょうせい》します。それによって、同性愛カップルや事実婚などの新しい家族のあり方を否定し、連綿と続いてきた家族制度の維持を図ろうとする人々の思う壺にはまってしまうことにもなりかねません。

これは何もアメリカだけの話ではありません。日本の家族のとらえ方もこの線に沿っています。日本の社会においても、そこで温かいもの、守らなければならないとされている家族とは、父と母と血縁の子からなる「伝統的な家族」だけのように見えます。3組に1組が離婚するといわれる現代になっても、やはり父を欠いた未婚の母などには、陰に陽に社会から罰則とも呼べる厳しい状況を突きつけられているように思います。ひとり親世帯のなかでも、とくに「貧困」とされる母子家庭の経済問題や労働問題、貧困の連鎖などの社会問題も、こうした「伝統的な家族」だけを大事にしようとする保守的な考えと無縁ではないように感じられます。

家族を大切にすることは間違っていませんが、その提唱が「伝統的な家族」には入らない、「非定型」とされる家族に苦労を強《し》いたり、それを排除したりすることに力を貸すようになってはいけないと思います。

そして、このような「善き強き父」と「聖なる母性愛」による安全な家族というイメージが強調される一方で、家族には危険地帯という側面もあることを覚えておかなければなりません。実際、家族という、外界から隔離され、傍目《はため》からは見えにくい小さな世界では、暴君のように力を振るう者や、理不尽な暴力にさらされる者がいて、よく私の診察室を訪れます。

ときおり、子どもが死亡したり、追い詰められた被害者が加害者を殺害するなどの事件が起きて大きく報道され、顕在化しますが、多くの場合、家族のなかでの暴力が明るみに出ることはありません。家族という閉じられた空間は、そのなかで男が女を殴っても、おとなが子どもを虐待しても、稼《かせ》ぎ手が養っている者を侮辱しても、とがめられることなく許されるという一種の無法地帯、危険地帯なのです。

私たちは家族を「安全なもの」「温かくて自分を守ってくれるもの」と頭から信じ込むのではなく、その善と悪、陰と陽、長所と短所などの両方の側面をきちんととらえるべきではないでしょうか。

少なくとも暗黒面を一切考えない安全な家族というイメージは、現実からかけ離れた、事実とは違う、信仰ないし幻想と呼ぶべきものだと思うのです。

№37

子どもは、幼なければ幼いほど、
自分がいなければ母親が壊れてしまうと
思っているものです。
その意識は、
「企業を支えているのは
自分なのであって、私がいなくては
この組織はダメになってしまう」
と思っている過労死予備軍と似ています。

職場の温もりからはじき出される恐怖が過労死へ向かわせる

私たちの社会で「健全」と呼ばれる家族のなかで育った男性の多くは、母子一体のナルシシズムの世界で生きています。本来は思春期に入ったとき、こうした「お母さんの良い子」たちは、母のファルス（象徴的ペニス）であることを断念させられ、その去勢の痛みのなかで自らのファルスを育てるという作業に入らなければならないのですが、少子化も進む日本ではこれがうまくいきません。

結果として日本の男たちの多くは、子どもの立場のまま、表面的な男らしさを追求するという無理な人生を歩むことになります。世間でいう男らしさの基準に従って、筋肉の力を蓄《たくわ》えたり、知性や性的な能力で自分を鎧《よろ》います。ブランド品や高級車、学歴などの「男らしさのアイテム」をそろえるわけですが、それには限りがありません。なぜならその根底には他人（異性）が自分を認めてくれるかどうかという、とめどない不安があるからです。こういった努力がつらすぎたり、つまらなかったりすると「引きこもり」のように、家に閉じこもってしまう場合もあります。

そんな男たちを救ってくれるのが、企業（職場）です。無事、立派な企業（職場）に入り込めた人は、実際の母（「おふくろ」）に依存できなくなったときに、今度は企業（職場）という袋にもぐり込んで定年退職まで「自分がいなければ仕事が回らない」「会社がダメになる」などという幻想を抱いて過ごすことができます。

日本の企業のなかで仕事依存的な人、過労死の予備軍というのは、こういうタイプの人であって、自分で設定した目標に向かって他人をかき分けて進む自信満々の英雄主義者ではありません。むしろ上司に従順で、同僚に配慮し、仕事のミスで迷惑をかけることを恐れる几帳面《きちようめん》すぎる人が多い。こうした人が、人より早く帰らないように、家族の期待を裏切らないようにと頑張ったあげくに倒れるのが過労死です。業績を他人と競い合って勝つという快感よりも、職場の温もりと安心感からはじき出されることの恐怖のために倒れるのです。

男たちが疲れ果てて帰ってきたとき、彼らを温かく迎え、つかの間の休息をさせて翌日会社に送り出す役割をする妻もまた、世間が期待する妻の役割からはずれないようにという恐怖と不安のなかで喜びの少ない妻の役割を演じています。

妻が献身的な妻を演じ続ける限り、夫も働きすぎを続ける夫を演じるほかないという点で、このふたりは共依存という名の嗜癖的人間関係のうちにあると言ってよいでしょう。

№38

高級なバーやクラブで働く
接待の女性たちに要求されるのは、
成熟した女性性というより、
エリートな客たちの
ナルシシズムから発する幼児言語の
よき聞き手であること、
母性的ケアの与え手であることなのです。

おとなの責任を猶予《ゆうよ》されるエリートたち

職場に過剰適応したエリートたちは、自分を職場と一体化させ、職場の論理を自己の論理として、これに没入する傾向があります。自らの個性を消して、職場や上司の意向を忖度《そんたく》し、滅私奉公しているわけですが、本人の主観では自分が中心になって職場を回しているという錯覚に陥っています。

これは何もできない、自分と他者の境界が曖昧《あいまい》な幼児が、泣けばオッパイが出てきたり、お尻がぐっしょりしてもいつのまにか拭《ぬぐ》ってもらえるということによって抱く世界観と似ています。幼児の生殺与奪《せいさつよだつ》の権利を持っているのは、親という環境のほうですが、自分ではその環境を意のままに動かしているという感覚でいます。

こうしたナルシシズム的な世界は、日本の企業人にとってはむしろ適応的なのであって、こうした世界での幼児的言語と論理が「おとなの考え方」として通用するところにこの社会の真の恐ろしさがあります。

この世界に慣れてしまうと、仕事以外の個人的な一切の責務が無視されます。そのなかには家族における夫、父親として、家族ひとりひとりの情緒的安定に寄与するという役割も含まれています。日本社会では、仕事人としての自分の役割を主張することによって、家庭内の責務をほうり出すことが可能になっています。「そんなのは一昔前の話では？」と思う向きがいるかもしれませんが、いやいやどうして。受験競争が過熱する昨今では、子ども時代から勉強さえできればそのほかの一切の責務が免除されるという現実が少なくなく、おとなになってからは勉強が仕事に変わるだけです。

日本の水商売や酒類産業を支えているのは、こうした中年男性たちです。彼らは互いのナルシシズムを尊重し合える飲み友達や取り巻きの維持に熱心です。そして高級クラブやバーは、夜ごと幼児的ワーカホリックたちの保育園を務め、そこにはこの手の人々の幼児性をくすぐることに長けた女性が必要とされます。こうしたことが普通になり、「幼児返り」が状態化するとアルコール依存症者と呼ばれますが、日本の社会にはその予備軍がごまんといると考えてよいでしょう。かくして日本の中年男性、とくにエリートたちは、職場では企業という疑似ファミリーのなかで「良い子」として過ごし、日が暮れると高級なバーやクラブの「ママさん」に甘えにいき、家では「お母さん」の世話を受けるということが許されているために、成熟した男として個人的な仕事もきちんと請け負うという「つらい仕事」をこなす余地をなくしています。

第5章

寂

孤独を抱え、
寂しくて
たまらない

№39

寂しさを感じているあなたは、
質の高い精神活動ができる条件が
整っているということです。
退屈を感じているあなたは、
自己主張の芽を持っているのです。
システム手帳が空っぽだったり、
クリスマスを一緒に過ごす相手がいないなら、
焦って予定を埋めるより、
自分自身の精神活動に
エネルギーを注いでみましょう。

寂しさや退屈は、豊かさを与えてくれるもの

「眠りたい」「お腹が空いた」「トイレに行きたい」……そんな生理的欲求が満たされて、そのうえではじめて出てくる欲望が、精神活動です。生理的欲求が満たされ、「生」が保証された生活のなかにこそ、退屈が生まれ、また、その対局にある「質の高い精神活動」は生まれてきます。つまり、本当の精神活動はヒマがなければできないのです。

時間があるなら、かつて中学生の頃に挫折したピアノをもう一度始める、など習い事を始めてみるのもいいでしょう。そこで新たな人間関係が広がったり、一つのことを学ぶ過程でいろいろな自分に出会えます。英語を話せるようになりたいという目標を持って英会話スクールに行くのはいいですが、本当に楽しいのはその過程で出会う、さまざまな体験です。自己表現ができますし、共感できる他人との出会いも持てます。

ラーメン一杯でいつでも十分食欲が満たされるような、生理的欲求が満たされやすい社会で生きている私たちは、そうした質の高い「惚れ込み」を求められる状態であり、それを探すチャンスを与えられていると言えます。食べ物も満足になかった時代には、過食症になどなりたくてもなれませんでした。しかし今は、食べ吐きしたければそれが

できるくらい、恵まれた状況にあるといえます。過食症で苦しむヒマさえあるわけです。

現代では「生きるか死ぬか」というスリルが失われています。それが退屈や寂しさにつながっていくのですが、退屈や寂しさを怖がって避けようとすれば、ジェットコースターのような刺激を求めるほうに向かいます。逃げれば逃げるほど、「○○をしなければいられない」という、高揚感を求める嗜癖の罠にはまってしまうのです。

寂しさや退屈を「いけないもの」と考えて排除するより、むしろ私たちにとって豊かさを与えるものだというとらえ方をしてみてはどうでしょうか。

たくさんの人に囲まれて多彩な人間関係を持っていても、真っ黒なスケジュール帳があったとしても、ただ目の前の人をやりすごすだけの、単なる通行人同士の出会いではつまらないでしょう。本当の意味の「惚れ込み」は、そういう人間関係のなかでは生まれません。寂しさを埋めるための人間関係や、寂しさを埋めるためのアルコールや買い物を、一度ちょっと断って、自分を空白にしたときに、本当の「出会い」がやってきます。もしも、あなたの手帳にポッカリ穴があいてしまったら、それは本当の「出会い」のためのチャンスです。寂しさを感じているというならば、それを紛《まぎ》らわすことはやめにして、共感できるだれかとの出会いを求めてみましょう。

№40

自分の欲望がわからず、
欲望を満たすことができなければ、
人生に充実感を抱けません。
そこでとりあえず何かで酔っ払って、
ひとときの楽しさでごまかすことになります。
ゲーム、ネット、SNSなど、
何かに耽溺《たんでき》すれば虚しさは忘れられますが、
それはいっときのことです。
しかし、それでごまかせる人は
まだマシなのです。

耽溺は生き残りをかけた、精いっぱいのあがき

何かに酔い、耽溺すれば、人はひとときの楽しさを感じて虚しさをごまかすことができます。今の世の中、ゲームやネットサーフィン、ＳＮＳに株取引……と、夢中になるものに事欠きません。これらは薬物だのドラッグだのという、非合法だったり体を壊す類のものではなく、「だれもがやっている」「社会で認められたこと」だったりしますから、後ろ暗く感じることもありません。

けれども、酔いからさめてシラフの生活に戻ったら何も残っていません。何度繰り返しても、何も残らない。本物の欲望を持てば、それに向かって進み、その過程でさまざまな体験をし、何かを築きあげることもできます。

人間のする「成功」とか「業績」のほとんどは、虚しさから始まっています。虚しさやそれを防衛した感情である退屈、けだるさ、無気力などは、当面、外に敵が居なかったり、するべき課題がなかったことから始まる感情です。ですから「充実した人生」を送ることは案外簡単です。自分で勝手に敵をつくったり、課題を見つけたりして、それに向かって実行していけばいいのです。

「行き詰まり」の終局的な形は自殺です。あがくこともせず、「もうこれ以上どうしようもない」という思いに取りつかれて、自らを殺してしまう。自分自身の本当の欲望を「ああしろ」「こうしろ」とやかましく言う親や世間に抹殺され、息を吹き返すことができず、生きていても「本当の自分」の魂が生きられないと感じてしまって、生き残る意志も意欲もなくなってしまうのです。自殺は、「自分の気持ちを伝えたいという強烈なメッセージ」と、自殺する人は考えています。自分が何に怒っているのか、だれが嫌いでだれを恨んでいるのか、本当は言葉やほかの形にして伝えることができるものを、自殺という最も悲しい形で表現しようというわけです。それは相互交流のない、一方的なメッセージの送りつけであり、コミュニケーションの破壊であり、一種の暴力と言ってもいいかもしれません。そんな一方的で暴力的な、本人も周囲も破壊する自殺という選択をするくらいなら、とりあえず何かに酔ってごまかして生きましょう。その過程でさまざまな体験をし、何かを築きあげていけば、心も豊かになっていくでしょう。酔っ払っていた自分のことも、自然に受け入れられるようになるかもしれません。

何かで酔っ払ってごまかせる人は、それでもまだマシなのです。それは生き残りをかけたあがきですから、そのうち出口を見つけることもあるでしょう。

№41

ひとりでいられる人は、
だれかにしがみつく必要がないので、
自分の欲望に正直に生きられます。
ひとりでいられない人は、
相手を支配しないと不安ですが、
ひとりでいられる人は、
相手を束縛する必要がありません。
相手に、自分への愛を
強要することもないのです。

寂しさに負けると自分の人生をなくしてしまう

人間が生きていくうえで欠かせない能力の一つに、「ひとりでいられる能力」があります。これはイギリスの小児科医であり、精神分析家でもあったドナルド・ウィニコットが使った言葉です。ひとりでいられる能力は、母親の腕のなかで芽を吹き、育ちます。子どもは母親にたっぷり愛され、見守られているという安心感を持つと、やがて徐々に母親の腕のなかから離れていきます。腕からひざの上へ、そして部屋のなかを探検し、家のなか、さらに外へと、母親から離れて「ひとりでいられる」範囲を広げていくのです。これができるのは、離れていても、いつでも母親は見ていてくれると信じ、「母親と共にいる」ことを確信している子どもです。母親から離れて冒険しても、戻っていけば母親はそこにいて、また抱きとめてくれる。こうした安心感があるからこそ、子どもはひとりで遠くへ出かけていくことができるのです。子どもの頃にたっぷり甘えた子どもは、親離れもスムースで、さっさと自立していきます。

反対に、このような確信が持てない子どもは、ひとりでいることが不安で不安で仕方なく、いつもどうしようもない寂しさを抱えることになります。「ひとりでいること＝

寂しさと絶望」であり、ひとりでいると、自分を愛してくれる存在がいることを信じられません。ひとりでいることに耐えられず、常に落ち着きなく動いて活動し、何かに依存していきます。ひとりでいられない人は、ひとりになってしまうことの恐怖と寂しさで、だれかに、何かにしがみついていかなければ生きていけません。だれかのために、何かのために、自分を犠牲にして尽くしてしまったり、自分への愛を強要したり、束縛したりしてしまうので、結果として親密な他人との関係もつくりにくくなります。

「ひとりでいられる」ということは、決して「ひとりで家に閉じこもっている」ということや、「他者を拒絶して生きる」ということではありません。他人を前にしても、「自分がひとりでいる」ことを楽しめる状態なのです。母親の視線のもとに安全を感じている乳児が、母親のことを忘れて何かに没頭して遊んでいるとき、この乳児は、「ひとりでいられる」と言います。「他人を拒絶して生きる」ことでもありません。「酒なしにはいられない」「タバコなしにはいられない」「恋人なしではいられない」という状態は、「ひとりではいられない」人です。「ひとりでいられる」人は、ときにお酒を楽しみ、タバコを楽しみ、恋愛をし、他人との暖かい関係に温《ぬく》もります。けれども、決してそれに依存し切っているわけではなく、それなしにも生きていける人です。

№42

アルコール依存症をはじめとする嗜癖は、
「耐えがたい寂しさ」の感情から
生まれてきます。
この寂しさは形を変えて、
「虚しさ」「やる気のなさ」「退屈」として
感じられることもあります。

寂しさの自己憐憫《れんびん》は恨みへと変質する

「寂しさ」や「虚しさ」は苦しく、切迫したものですが、アルコールやクスリに溺れることで、これらの苦痛の感情は一時的には緩みます。とくにアルコールは大脳の働きを抑制することで、自己批判を外し、自己肯定の気分を高めてくれますので、こうした寂しい人々には好都合なのです。酔いのなかで、「俺は悪くない。俺をこんなにした周囲が悪いんだ」とか「かわいそうな私。みんなにいじめられて……」といった自己中心と自己憐憫に浸《ひた》るわけです。こうして、「恨み→寂しさ→アルコール乱用」という連鎖が始まります。アルコール依存症の人たちの生活歴を見ますと、ごく小さいうち、心の発達の初期の部分で、ひどい欲求不満の状態に置かれた人が多いようです。限度を超えた「欲求不満＝怒り」は、恨みに変質しやすく、その後、かかわる人々が次々と恨みの対象になってしまい、いい人間関係を持てない孤独な人をつくっていきます。

人間とは、しょせんひとりで生きるもの、孤独なものですが、その孤独感に私たちがある程度、耐えることができるのは、心のなかに自分を受け入れ、自分との出会いを楽しみにしてくれる人々が棲《す》んでいるからです。私たちは彼らと会話しながら、ひとりを

「楽しむ」ことさえできます。しかし、人生の初期に恨みを抱え込んでしまった人は、こうした愛する存在を心のなかに持つことができない。それが彼らに耐えがたい寂しさを強いることになります。

「それではどうすればいいんだ」ということですが、ようするに周囲との関係を大事にして、その関係を長続きさせられる人になればよいわけです。そのためには、他人の親切が身につく人になる必要があります。まずはすべてにまとわりつく寂しさを何とかしなければなりません。アルコール依存症の治療に、「仲間」（自助グループ）が有効なのはそのためです。しかし、一番大きな救いとなるのは、自分より大きな力の一部として、自分を感じられるようになることです。自分が全体のなかの個であるという感じがつかめたとき、その人の基本的な寂しさは消えてゆきます。

なぜ人は名を求めるのでしょうか？　それは他人に受け入れられるため、自分の居場所を確保するためではありませんか。自分が他人と一つの席を争う立場であることを自覚するとき、私たちは寂しくなります。まして席取り競争に敗れれば寂しい。ここに恨みが生じます。思い切って名を捨て、人類という大いなるものとつながっている自分を見つめてみましょう。

№43

家族に包まれることは恵みですが、
家族の温もりに酔うのは危険です。
人は人の群れのなかで、真の孤独を感じます。
そしてその孤独の痛みが、
他人との関係を大切にさせるのです。
家族のなかで人は孤独を知り、
他人を求める自己を知るのです。

家族の温もりに酔いしれると「役割」を演じるようになる

「悩みは恵み」という言葉があります。人が成長するのは、悩みがあるからです。だから私のところに悩んでやってくる人たちには「おめでとう」と言います。

ＡＡ（Alcoholics Anonymous）という、アルコール依存症者の自助グループの創始者のひとりであるビルという中年男性は、アルコール依存症者としての生活から抜け出したとたん、うつ病になりました。その後、20年近くをうつ病者として過ごしましたが、そんな彼を救ったのは、抗うつ剤でも心理療法でもありませんでした。

聖フランシスコの洞察に発する「悩みも恵み」という言葉に接してから、ビルは孤独感とブルーな気分を受け入れるようになりました。ビルが薄紙をはがすように楽になったのは、それからのことだったそうです。そして、ＡＡ20周年記念集会という面倒な仕事を何とかこなした翌日、起きてみると、空はみずみずしく青く、風はさわやかに薫《かお》っていたと言います。

人がこの世を生きていくときに、そんなにはしゃいで、いつも気分晴れやかに過ごせるわけがありません。文明が発展し、一時的に虚無感を埋めてくれるものを簡単に手に入れられるようになった今日、私たちは「寂しさを抱えて生きる」という苦痛を否認しようとします。「悩みがあって気分が晴れない」という状況を避け、そうしたものは「あってはならないもの」として、排除しようとします。そのために、目の前の仕事や名誉や金儲けを追求し、ゲームやSNSなどに埋没しようとしてしまうのでしょう。

人は少々ブルーな気分で、適度な寂しさを抱えながら生きるのがいいのです。そんな日々のなかでこそ、人との出会いが何ものにも代えがたい温もりになるし、道端の緑の芽吹きに奇跡を感じることができるようにもなります。ブルーな気分や寂しさをすべて払拭《ふっしょく》しようとすると、だれかにすがって生きようとか、自分を捨てて生きようとし始めてしまい、その結果、自分を利用しようとするだれかやある組織のシステム維持のために、自分自身が乗っ取られてしまうことにもなりかねません。

家族というもっとも身近な他者も同様です。安心して本音で話せる家族が存在するとしたら、それは大いなる恵みではありますが、その温もりに酔って自分を見失い、「頼もしい父」や「優しい母」を装った「役割の演じ手」になってしまうこともあり得ます。しょせん人はひとりで生まれてきて、ひとりで死んでいくものです。だからこそ人は、孤独を感じ、それを解消しようと他人を求め、関係性を紡《つむ》いでいくのです。

№44

今の日本の家族は、
家族相互の「優しさ」を
理想としてきて、
ついに行き詰まったかに見えます。

波風を立てない平穏な日々を演じる虚しさ

現代の家族が抱える問題を考えるうえで、地域の崩壊と並ぶキーワードは、家族内のコミュニケーション不全と言っていいでしょう。

学校でいじめられている子も、「パパ活」をしている少女も、それを知ったら「親がかわいそう」だから、親にだけは知らせません。家族のおのおのが「妻子には言えないこと」や「夫と子どもだけには隠さなければならないこと」「親にだけは知られたくない秘密」を抱え込んでコミュニケーション不全を起こしながら、波風の立たない平穏な日々を演じようとしています。しかし人間というものは、真のコミュニケーションを欠いて生きられるものではありません。寂しくてたまらなくなります。

ここ数年、10代の少女たちが自分の裸を撮影し、他人に送る「自画撮り」や、SNSなどで知り合った相手と一緒に買い物や食事をしてお金を受け取る「レンタル彼女」などが話題になり、「倫理観の低下」などが指摘されていますが、子どもたちがこうした行動に走る背景には、「だれかに認めて欲しい」という承認欲求や寂しさが隠れていることがよくあります。パパ活で知り合った擬似的なパパが、少女の話を嫌がらずに聞いてくれる父親代わりを務めていたりすることも、珍しい話ではありません。

優しいつもりの「不在の父」を子ども側から見れば、単に無関心な父、それどころか子どもの存在を迷惑に感じている父にも見えるのでしょう。言葉を換えれば、親たちの望む「良い子」をロボットのように演じながら、「私がどうなってもだれも悲しまない」という鈍い怒りを抱え込んだ子どもたちが一定数いるということではないでしょうか。

言葉にできない怒りが、振る舞いとして表現されたとき、それは親たちへの復讐の意味を持ちます。寂しさを体を売ることによる物欲にすり替えている少女たちは、心のどこかで事が露見し、親が傷つくのを見たいと思っているのかもしれません。

はっきりと「ノー」が言えない。「助けて」も言えない。ひたすら自己の殻《から》に閉じこもり、交流するのは親かごくわずかな仲間だけ。欲求を満たす術《すべ》もないから不満に包まれているのですが、怒りを他者に向けるのは怖すぎる。かろうじて自己と家族と仲間なら安全というわけで、日がな一日「自分いじめ」「親いじめ」「子いじめ」「仲間いじめ」にふけっているというのが、平均的な日本人像になっています。

こうしたなかで、「表現する子」と「家族の個性化」の発生は、「優しさ」に行き詰まった家族の欠陥を矯正《きょうせい》するための試みとしての意味を持っています。

№45

私に言わせれば、
人間なんて
はなから空虚なものです。
だれだって、
いなくてもいいものなんですから。

自己を確認するために、問題行動がやめられない

みなさんがいう「問題行動」というものは、自己を獲得するための一つの方法だと思います。では、どういうときにみなさんは自己を獲得するか。

たとえば、普段安楽に羽毛布団に包まれて寝ているときには自分というものは認識する必要がない。立って歩くときには重力を感じて、歩いているのは自分だと感じやすいですが、それだって慣れてしまえば、あまり感じなくなるでしょう。走ると風を切る感覚がありますから、歩くより走っているほうが自分だという感じがします。

その代わり、走ることにはストレスがかかります。寝ているよりは立っているほうがストレスだし、立っているよりも歩くほうが、歩くよりも全速力で駆けるほうがストレスです。しかしこうしてストレスを感じるときにこそ、人間は自己を感じるのです。

だからみなさんは、「やってはいけない」といわれていることをしたとき、すごく自分というものを感じます。世の中が「盗んではいけません」というときに、「やってやれ」と思う。「まずいな」と思いながら「盗ってしまった」というときに、自己を感じるわけです。やってはいけないはずのことを、ルールに反してやっている自分を感じる。

そういうことをしないと自己を認識できないところまで自己が失われている。自分を確認できなくなっている。逆に言えば、それだけナルシスティックになっているわけです。万引きをやる人は、くっきり太い線で「私」というものを強調したい人です。クレプトマニア（窃盗癖）と呼ばれている病気は、自己確認のためにあります。

同じことは摂食障害についても言えます。わざわざ食べて吐くというのは、普通やってはいけない行為なので、「それをやっている私」は、風を切って走るのと似て、自分を感じることができます。しかし、その一瞬だけしか自分を感じられないので、手放せないのです。やめてしまうと空虚で、自分がなくなってしまったみたいで、苦しくて苦しくてならない。なかには、過食嘔吐や買い物のしすぎという問題行動さえ取れず、いきなり空虚で虚しいということで私のところに来る人もいます。

いろいろな問題を背負いやすい人はだいたいナルシシストで、自分だけに関心がそそがれていると思い込んでいて、人には全然関心を持たない。だれもそんなに見ていないのに、一生懸命、出歩けるための工夫をしてから外に出ようとしているでしょう。「十分痩せてから出よう」とか。でも、だれもそこまであなたに関心なんか持っていないのです。「だれもが目を向ける」ほどの個性というものは、だれも持っていません。

№46

摂食障害者に矯正されるべき何かがあるとしたら、それは過食や拒食ではなく、彼女たちの極端に低い自己評価です。そして、それを招いた世界観の歪みです。

その歪みとは、世の中を勝つことと負けることとの連続で成り立つギャンブル場のように見なし、勝者でなければ生存を許されないと思い込むことです。

勝利に向かう不断の努力はいずれ人を破綻《はたん》させるのです。

自分自身を市場の商品価値でしか測れない

摂食障害と呼ばれる心の病気の発祥地は、1960年代のアメリカでした。ミニスカートをはいた超スレンダーなモデルのツイッギーが一世を風靡《ふうび》した頃です。70年代に入るとこの病気はイギリス、フランス、西ドイツ（当時）などの若い女性たちの間に広まり、これについての精神医学的文献をアチコチで見かけるようになりました。日本で目立って増え始めたのは80年代に入ってからです。必要以上に食べすぎてしまう過食症と、食べることを拒絶する拒食症などの呼び名でも知られています。

世界的に見ても摂食障害者はその大半が女性です。女性たちが、スタイルや痩せることにあんなにもこだわるのは、それが女性である彼女たちの存在をかけた「勝負」だからです。商品経済の世界に取り込まれた現代の人々は、自分自身を市場の商品価値で測るようになっていますが、女性たちもまた、男の理論と視線で、自分の身体を上級品か下級品かと値踏みするようになっています。

現代を生きる女性であれば、痩せたいと思うのは当然なことですし、痩せようとすれば空腹の苦痛が過食を招くこともあり得ます。「食べ、なおかつ痩せたい」と望むのなら、いったん食べた物を吐いたり、下剤を使って出すしかありません。それはすべてのものを市場経済の価値観で測ろうとする現代を生きる彼女たちが、生き残るために必要だから行っている必死の行為なのですから無理にやめさせる必要はないのです。

他人の目にどう映ろうと、自分というものが「自分で抱きしめるに値するほど価値がある」と感じられ、心から愛おしい自分は「この世に生きるに値する」と思えるようになったとき、彼女たちは異常なほど食べたり、それを吐いたり、または不自然なまでに食べずに自分をコントロールしようとすることをやめていきます。

このように「何者でもない自分」を受け入れることは、私たちが囚われている勝ち負けにこだわるパワーゲームの無意味さを悟《さと》り、敗北を徹底的に自覚することでもあります。勝者であろうとするからこそ、私たちは息苦しく、その空虚感を埋めてくれる対象を必要とし、それによって取り返しのつかない結果を招くこともあります。

「自らは敗北者である」と認めることができてはじめて、私たちは勝ち負けに囚われない、摂食障害などを必要としない、別の生き方を見つけることができます。こうした価値の再発見は、痩せることに囚われた女性たちを救うだけでなく、「負けないことのノイローゼ」に追い詰められた男性をも癒し、破滅から救ってくれることでしょう。

№47

過剰に飲酒する人の多くは、
自分の「男らしさ」に欠損を
感じています。
それで酩酊のもたらす
パワー増強の感覚に頼るのです。

虚勢を張っては罪悪感にかられる悪循環

みなさんも経験上、よくご存じのところだと思いますが、酒というものには気を大きくする作用があります。

男が飲み始めると、自慢話を始めるというのはよく観察されるところです。酔いの深まりと共に攻撃的にもなってきますが、まだ社会性が残っているうちは、その場にいない者が攻撃の対象になります。

無能で、部下である自分たちの能力を見抜けない上司とか、仕事はできないくせに学歴を鼻にかけてふんぞり返っているような新入社員などが、いい肴《さかな》になってうまい酒が飲めます。

もっと酔いが進むと、もっとパワフルになって「俺は偉いんだ」とか「こんなすごいヤツなんだ」とか言い出し、それを話し相手にも納得させようとするのですが、そのくらいになると相手もすっかり酔ってパワフルになっていたりするので、喧嘩が勃発《ぼっぱつ》などということにもなります。

いずれにせよ、過剰に酒を飲み、積極的に酔おうとする男は、日頃、仕事の能力や稼ぎや地位で、自分の価値を評価されるという企業社会のパワーゲームにどっぷりと浸かっています。そういう市場価値のなかで成功し、認められ、女たちにもてはやされるのが「男らしい」ことだと思い込んでいます。

ところが心の奥底では、小心者であったり、自信がなかったりして、「自分はダメなヤツだ」「もっと立派な人間にならなければ」という思いに囚われています。そこで、他人から少しでも「偉い人」に思われたくて仕方がないのです。

シラフのときにはまだ理性というものが自分をコントロールしてくれるので、それなりに謙虚に振る舞い、偉く思われたい自分を隠して、他人を立てたりしています。

ところが酔うとこのコントロールが弱まって、「自己拡大」や「万能感」「自己中心性」と呼ばれる、いつもは腹の底にしまい込んでいる幼児性がむくむくと頭をもたげてきます。そうなると、どうにかして自分のすごさ、「男らしさ」をひけらかしたくなってしまうのです。日頃「男らしさ」に欠損を感じている男ほどその傾向が強く、酩酊がもたらすパワー増強の感覚に溺れやすくなります。

ところがこの過剰飲酒が、酔いが覚めたあとの無力感や寂しさ、罪悪感を増大させることになりますので、また酩酊状態へと逃げざるを得ません。まさに悪循環です。

№48

われわれの力でやれると思って重ねている
努力、勤勉さ、少しでも上に行こうと
一生懸命になること、それ自体のなかにすでに
インセイン（狂気）が潜んでいます。
酒を飲んで頭が狂うから
狂気になるのではありません。
自分の力で何とか酒がやめられるはずと
努力して、自分のパワーレス（無力）に
気づけない、
そこのところを狂気と言っているのです。

ちっぽけな人間にできることなどたかが知れている

私たちはだれしも、ある区切られた時間と空間のなかで、生きて死にます。たとえば私が日本人の男性であるということは、私にはどうすることもできない、私の限界です。しかし私は、祖先から子孫へと連綿と続く人間という生命体の一部だし、地球を埋め尽くす人類という種のひとりでもあります。そうやって人類という自然の一部に自分を組み入れて考えると、自己のパワーを超えた人間性というものが見えてきます。

「やめる気になればいつでもやめられる」「人の力など借りなくとも自分の問題は自分でどうにかできる」などといきがって生きてきたアルコール依存症者たちが回復するための第一歩は、「アルコールに対して無力であり、自分の人生がどうにも立ちゆかなくなった」ことを認めることです。これは匿名で集う自助グループ（Alcoholics Anonymous／AA）の回復プログラムの第1ステップです。そのステップが、「自分自身よりも偉大な力が、われわれを正気に戻してくれると信じられるようになった」（第2ステップ）、「われわれの意志と生命を、自分で理解している神、ハイヤーパワーの配慮にゆだねる決意をした」（第3ステップ）と続くのは、とても興味深いことです。

念のため注意しておきたいのですが、「神」とか「ハイヤーパワー」という言葉を聞くと、日本人の多くは「宗教的なもの」や「スピリチュアルなもの」「どこかうさんくさいもの」と思いがちですが、この「ハイヤーパワー」とは、必ずしもそういった類《たぐい》のものではありません。人間を含む、あらゆる無機物や有機物を包み込んだ大いなる自然の力、人智を超えた力、そんなイメージだと思ってもらうといいかもしれません。

そんな偉大な自然のほんの小さな小さな一部にすぎないのが人間です。

そう考えれば、私たちちっぽけな人間ができること、やれること、やろうとすることなど、本当にたかが知れているということがわかりますね。少しでも上に行こうと努力し、必死にもがいて、もしかしたら多少なりとも上に行けるかもしれませんが、それも偉大な自然の摂理《せつり》のなかで俯瞰《ふかん》してみれば、たかだか数ミリにもならないでしょう。いや、もしかしたら全く動いてなどいないように見えるかもしれません。人間など極めて無力な存在にすぎません。

そうした事実から目を背《そむ》けて、自分や他者をコントロールしようとしたり、意志の力さえあれば何でもできると信じ、ちっぽけな自分を認めずに生きているのだとしたら、それこそが狂気と呼ぶべきものです。

№49

成熟した人は寂しいときに
何をするでしょうか？
幸せな自分の人間関係を
すぐに思い出せることも、
おとなの条件の一つなのです。

成熟したおとなはひとりでいるときも他者と共にある

寂しさには、「おとなの寂しさ」と「耐えがたい寂しさ」の二つがあります。「耐えがたい寂しさ」というのは、とても原始的な感情で、もともと赤ん坊のものです。乳児が母親の乳房を求めて得られないときの憤怒、絶望、空虚などの入り交じった感情で、こんなものをおとなが感じたとすれば、つらくて耐えられません。

「おとなの寂しさ」は、おとなである私たちにもなじみ深い感情で、「ひとりでいること」「期待した人間関係が断たれていること」「充実感や高揚感がなく、虚しく感じられること」などです。そこには「怒り」や「恨み」の感情が混入していることもありますが、賑やかな夏がすぎて、秋になって何となく寂しいなどという寂しさもあります。それらはある程度以上に精神生活が成長してから見られる感情です。

成熟したおとながこうした「寂しさ」を感じたら、まず親しい人に会おうとしたり、親しい人を呼ぼうとしたりします。それが無理なら、親密な人との充実した関係を胸に思い描きます。「あの人は何をしてるかな？」などと考えて、手紙を書いたりします。

また、もう死んでしまった大昔の人と対話します。昔の人は活字の形で語りかけてきますので、読書ということになります。対話しながら読みます。今の世に存在し、自分とは面識のない著名人とも読書の形で対話できます。ようするに孤独なときにも、精神的に成熟した人は、「他者と共にある」のです。容易に他者を想起できるのです。

あるいは、自分にとって最も親密な人である自分自身と楽しい、あるいは充実した会話をすることもできます。目の前にある風景について話し合ったり、それを絵に描いたりします。切迫した危険な状況にいるなら、それを切り抜ける作戦会議に没頭します。

こうした自分との会話を認知行動療法などでいう「セルフトーク（ひとりしゃべり）」と混同しないでください。セルフトークはモノローグ（独白）で、その内容は自己非難です。そしてその結論は、自己評価の低下です。

ここで言う「自己との対話」はあくまでもダイアローグ（対話）であり、ふたりでの対話とも違いますから、私は1・5人の対話と呼んでいます。その結論は自己自身による現実の自分の受容ですから、自己評価を上昇させます。こうした自己対話は空想であり、夢であり、遊びです。そのなかから、詩や小説や絵画や音楽や、その他たくさんの創作が生み出されます。つまり、「寂しさ」はおとなの遊びと空想と創作の宝庫であり、おとなであることの条件の一つなのです。

第６章

嘆

なぜ自分だけ
いつも
不幸なのか

№50

不幸続きの家系というのは、
何がなんだかわからず
不幸に見舞われているものです。
しかし、実は犠牲者にならなくてすむ場合も
たくさんあります。
不幸の多くは本人の性格や
人間関係のパターンから
生まれるものなのです。

不幸な人生は「宿命」ではなく修正可能である

子どもは、たいてい親の人間関係を引きずっています。いえ、祖父母の世代から、もしかしたらそれよりもずっと前の代から繰り返されている場合が多いでしょう。

短気で口うるさい父親と、そのパワーに怯えながらオドオドしている母親のいる家。母親のエネルギーが強く、父親の影が薄い家。母親と息子が非常に強い密着関係にある家。それぞれの家系を見ていくと、そんなパターンが繰り返され、それが家族それぞれの性格形成にも影響を与えていることが見えるのではないでしょうか。

ある行動や習慣にのめり込む嗜癖と呼ばれる行為も、世代を超えて繰り返されがちです。たとえば、女性が必ずアルコール依存症の男性と結婚してしまう家系があります。不幸から抜け出そうと宗教に入り、そこでまたよくない関係をつくってしまう人が多い家系。男が生まれるとアルコールやギャンブル依存症になる人が多い家系。仕事ばかりのワーカホリック、次々に恋愛を繰り返す恋愛依存症者が多く見られる家系もあります。

逃れられない宿命論の話をしているのではありません。家族のだれかが、こうしたパターンに気づくことができれば、変えていけるという話をしたいのです。たとえば結婚するときに「この人は、私の父親に似てすぐに私のやることに口を出して、自分の思いどおりにしようする傾向があるな」とわかれば、その相手と結婚してもいいのか、それとも別の相手を探したほうがいいのかなど、冷静になって考える材料ができます。

すでに結婚しているなら、「父親はこうで、母親はああだったな」と見直してみる。すると、自分がなぜこの人と一緒になったのか、ということを考える手立てになります。

普段はそのなかに入り込んでしまっていますから、それが当たり前だと思っていることも、少し距離を置いて他人の目からながめるようにとらえ直すと、行き詰まっていた袋小路の出口が見えてきます。「別れる」「離婚だ」と大騒ぎしていたのが、「別れなくてもやり直せるのではないか」とか、逆に「やはりここは別れて自立したほうがいいだろうな」などと判断できるでしょう。

困った問題があるのに直せないというのは、結局、どちらの方向に進んでいいのかわからないということです。どちらの方向に進むか決めるためには、現在に至るまでのマップをつくり、「どうやってここまで来たか」を見つめてみることが必要です。どうしてそうなってしまうのか、その状況を多少なりともわけのわかった状態に近づけていくことに意味があります。人間関係の修正を図ることで、不幸も修正されていくのです。

№51

「生き方」とは、
あるいは「人柄・人格」とは、
「人間関係のあり方」
のことです。

自分の性格を変えたい

私の診察室に来て「性格を変えたい」「こんな私ではなく○○さんのようになりたい」と嘆く方がよくいらっしゃいます。性格を変えたい、だれかのようになりたいと思うなら、そうすればいいのです。そんなに難しいことではありません。もし、本当に「○○さんのようになりたい」と思うのであれば、○○さんが持っているのと同じような人間関係をあなたの周りに増やしていけばいいだけです。

たとえば、とてもまじめな性格で「遅刻するなんてあり得ない」と思っている人は、ほかの人にも同じように時間に正確であることを求めます。逆に言うと、時間にルーズな人と付き合うとイライラしてしまうので、時間を気にする人の周りには自然と「時間に正確な人」が集まるようになります。

つまりあなたと同じようにまじめで几帳面な人たちが、あなたの周囲に増えるということになります。そういう几帳面な人たちは、やっぱり他者に几帳面であることを要求しますから、そういう人たちと付き合う限り、あなたもずっと几帳面であり続けなければなりません。

そんな几帳面な自分を窮屈だと感じ、「もっとアバウトだっていいじゃないか」「多少、約束に遅れても気にならないくらいのおおらかな人間になりたい」と思うなら、時間なんか気にしない人たちと付き合うようにすればいいのです。待ち合わせをしても遅れてくるような人たちは、あなたが少々遅刻したって気にしません。そういう人たちと一緒にいるようになれば、今までのように約束した時間の15分前には必ず待ち合わせ場所に行くなどという必要はなくなります。

そういうことを繰り返していればそのうち、ふと気づけばあなたも「いつも5分、10分遅れる人」になっているでしょうし、もしかしたら遅刻することが当たり前の人になっているかもしれません。そんなふうになれたのであれば、もう、まじめで几帳面な性格のあなたとは違う性格になったと考えてよいのではないでしょうか。

もしあなたが「こういう人になりたい」という思いがあるのなら、周囲に「自分もこうありたい」と思う人を集めていけばいいのです。

慣れ親しんだ人間関係を手放すことは怖いかもしれませんが、思い切ってやってごらんなさい。あなたもきっと自分の生き方を変えることができます。なりたい自分に、あなたはいつでもなれるのです。

№52

おとなの能力を備えていることが、
実は自分の子どものままの欲望を
満たしていくための条件でもあります。
自分のなかに十分な「おとな」が育っていれば、
自分のなかの「子ども」を
適当にあやしていけます。

欲望は殺さなくてもいい、共存できるのが「おとな」

人間の欲望というものはなくなりません。

成長しておとなになっても、お腹が空いたのにお金がなければ盗みを働きますし、不安になれば子どもに返ったようにだれかに甘えたいと望みます。しかし、こうした欲望を丸出しのままにしていると、この社会で生きていくことが難しくなります。

欲望というものは、決してなくなることがありません。欲望を殺すことなく、上手に満たしつつ、なおかつ間違った方向にエスカレートせずに、舵《かじ》取りしなければなりません。それには、「おとな」と「子ども」の自分のバランスをとって生きることができる「おとなの能力」が必要です。

では、「おとなの能力」とは何でしょうか。私は「現実検討の能力」「衝動をコントロールできる能力」「自分を肯定できる能力」「いいかげんにやれる能力」「他人と共感できる能力」の5つに分けて考えています。

まず、おとなは他人に依存しないで生きていかなくてはなりません。それには当然、経済力が必要です。これは自分を取り巻く現実を正確に把握する能力や、欲求不満に耐える能力がないと身につきません。現実検討や衝動コントロールができるということは、自分の能力の限界を知り、誤ったところを修正していく能力も含まれます。

自分の不完全さを含めて、今の自分をそのまま肯定できる能力は、安全でよい人間関係をつくっていくために不可欠です。

自己を肯定できる人は、自分は他者に受け入れられ、愛されていると感じています。ですから、人から何か言われたり、自分に欠点が見つかったりしても素直に認め、改められる部分は改め、そうでない部分は「まぁ、しょうがないか」と思いながら生きていけます。「完璧な自分でなければ愛してもらえない」などとは思いませんから、ありのままのあなたを受け入れてくれる他者と、居心地のいい関係をつくることができます。「他者は自分を受け入れてくれる」と信じているので、自分を利用しようとしたり、危険にさらすような相手にしがみつく必要もありません。また、自分を犠牲にしてだれかを引きとめる必要もありません。

「いいかげんにやれる能力」とは、今すぐすべきことと、次にすべきことの優先順位の区別がつけられるということです。注意深く完全をねらってするべき仕事と、直観力でおおまかな見通しをつける仕事も見分けられます。これは、最も高度なおとなの能力と呼んでいいでしょう。世の中で目立った業績をあげている人は、たいていこの能力に恵まれているのです。

一方、才気や能力に恵まれながらも、その努力を空転させている人というのは、この能力が欠けているものです。今やれることを一つだけ決めて、失敗してもいいからやってみる。いい加減でいいからやってみる、ということが大切です。

「共感する能力」とは体験を分かち合う能力のことです。

他人の喜びを喜び、他人の痛みを感じる。この能力は、人間なら生まれつきだれもが持っていますが、「周囲の人間が自分に共感してくれた」経験によって能力が開花していきます。本当のおとなとは、他人と共感し合い、分かち合い、感情を共有する能力をたっぷり備えています。

こうした「おとなの能力」が備わっていれば、欲望を抱えた自分のなかの「子ども」とも上手に付き合っていけます。

№53

私たちは、自惚れながら、
自分の快楽を求めて
生きてよいのです。
自分の欲求を
充足させたいと思うのは、
ごく自然なこと、
健康なことです。

人は、自分を大切にしてくれる人を大切にする

自分に惚れることができないと、健全な誇りが持てません。しかし、自分だけが偉くて、自分だけが愛されるのが当然で、「おまえらは愛されなくていいのだ」というのはおかしい。自惚れることができて、自分自身を「かけがえのない人」と思える人は、自分と同じ尊厳を他者も持っているということが自然と理解できます。無力な人が「私は優れた人間だ」というのは自惚れとは言いません。それはただの勘違いです。

私たちは、自分自身に惚れ込みながら、自分にとって心地よいと思うもの、楽しみを追求して生きてよいのです。健全な誇りを持っていれば、自分の快楽を追求するために他者を犠牲にしようとは思いませんし、自分だけが幸せになろうなどとは考えません。

なぜなら、自惚れた人が持つ欲求の最初にくるのが、他人との関係で安らぎ、他人に受け入れられるという快楽だからです。自分が求めている人を傷つけてしまっては、欲求を満たすこともできないし、快楽どころではなくなってしまいます。それがわかっていれば、自然に自分を大切にしてくれる人を大切にするようになります。そこに調和が生まれるのです。

その調和点はふたりの関係のなかで決まっていくもので、このようにしましょうというマニュアルがあるわけではありません。家族関係でも同じです。マニュアル化してしまうと、マニュアルどおりの「にこにこ家族」を演じなければならなくなります。

夫が食事の用意をして、妻が外に出て稼ぐ。夫はインターネット環境があればできる在宅勤務だから育児を担当する。そういうふうに、いろいろな形の家庭があっていいのです。どうも異性とは相性が悪いというなら、同性同士で暮らせばいい。単なる部屋の分かち合いでも、性的な関係を含む同居でもいい。気の合う仲間を見つけて、同性同士の家庭をつくる。だれもが家に帰ったらパートナーがいる、という安らぎを求めるのは当然ですから、異性にそれを求められない人は、同性でいいのです。

他人といつも一緒では落ち着かない、ひとりの時間や空間を大切にしたいと思う人は、無理に同居する必要は全くない。お互いが納得できるのであれば、ときどきパートナーと一緒に生活して、普段は一人暮らしをすればいい。こうした多様な家族の形や、個人の生き方が当たり前になっている社会のほうが、よい社会だと私は思います。家族形態の選択肢も多いほうがよい。そうやって自分らしい快楽を求めて生きればよいのです。

№54

つまらないのは
『「私」の「物語」』ではなく
「私物語」です。
「私」の語りは
いつだって面白いのです。

「かわいそうな私の満たされない夢」など、いくらでもある

人は自分に惚れ込んだ人の目に映る自分の姿を拠《よ》りどころとして、自分（「私」）というもののイメージをつくります。普通、乳児の「私」をつくるのは母親の惚れ込みです。乳児とその母親との関係というのは人間関係のなかでも特殊なものです。恋愛を除けば、これだけ濃密な人間関係がふたりの人間の間に結ばれるということはありません。母親は我が子はどの子よりもかわいいと思い、その子の発声や体の動きのなかからさまざまな意味を読み取り、言葉として投げ返します。乳児はこうした母親の瞳や仕草のなかに映し出された愛すべき、大切にされるべき「私」を手がかりとして自己のイメージをつくりあげます。ですからこの「私」は大変自惚れの強い私です。自己愛が強いと言ってもいいでしょう。これが人格というものの基本です。

これがしっかりできてからは、いろいろな経験（情報）がこの「私」、つまり自己を強化するために使われますし、自己を傷つけるような経験は自己から排除されたり、無視されたりして、自惚れ者の「私」を守るわけです。そうしているうちに、「私」は自分のユニークさと偉大さを証明するたくさんの「物語」を持つようになります。

　ところがこの物語づくりがうまくいかない人たちがいます。そのためにアルコールだの、クスリだのの力を借りて物語を編もうとするのです。このように何かの力を借りて物語を編もうとする人たちの物語のテーマは自分の力であり、才能であり、ユニークさです。しかし、そんな物語はみな破綻してしまいました。もしくはいつしか破綻するときがきます。ひとりの惨めで無力な人間としての自分を認めざるを得ないときがきます。

　このどん底のときに回復が始まります。なぜならそのときはじめて、過去の無理の多い物語が消えて、新たな物語が始まるからです。回復に至った経過、そのきっかけ、回復の過程で出会った人々などが、この物語の構成要素です。これがしっかり定着していきますと、以後の経験のすべてがこの物語を強化するように働くようになり、ここに真の意味で成熟した人間が誕生し、非常にユニークで面白い「私」の「物語」ができあがります。

　ところがそれができず、「私物語」という形で「かわいそうな私の満たされない夢」ばかりが語られたままだと、お話はとたんにつまらなくなってしまいます。それは本当の意味でユニークで、唯一無二の「私」の物語ではなく、世の中にごまんといるかわいそうな人たちが一様に見ている夢と変わらないものになってしまうからです。

№55

父親が飲んで問題を起こすということは、
父親の問題のすべてが
飲酒に由来するという錯覚を家族に抱かせ、
すべての罪をアルコールという
一物質に負わせることができたという点で、
むしろ、家族の救いになっているのです。

家庭内の問題は家族システム崩壊を一時的に防ぐ

ある病気や症状、問題行動などが、家族というシステムの解体を防ぐ役割を果たしていることが、往々にしてあります。

たとえば父親にアルコール乱用が見られるような家族の内には、冷たい緊張がみなぎっています。この緊張の一部はアルコール乱用の結果であるとしても、一方では乱用そのものが家族の解体を先送りしてきたという側面もあります。

その証拠に、こういった家族の場合、父親が飲まないで家にいるときのほうが家族内の緊張が高まる傾向にあります。シラフのときの父親は終始イライラしていて、ほかの家族たちを萎縮させていたりします。

こうした緊張をともなう家族や、不仲の両親の間に生まれた子は、いつも振り回されている親（多くの場合は母親）を慰めるために、さまざまな役割を演じるようになります。母親のカウンセラー役、緊迫した家族内の空気を和《なご》ませる道化役、学校や競技場で抜群の成績をあげて一家の期待の星となることで家族の亀裂を埋めるヒーロー役、問題を起こして夫婦の危機から目をそらせる叱られ役などの役割です。

叱られ役の亜種と言いますか、より徹底した形が、病気の子であったり、非行をする子です。私は長く治療者という仕事をやっていますが、家庭内暴力だのシンナー乱用、過食症・拒食症の絶妙な発症のタイミングには、驚かされるものがあります。たとえば、長女の不登校が収まったとたん、バトンタッチするかのように次女が過食症になるということなどもあります。

家族全体を俯瞰して見てみると、長女の不登校も次女の過食症も、親とのつながりを求め、家族システムを維持しようとする動きとしてとらえることが可能であるようにも思われるのです。つまり症状（病気）は、それ自体が家族システムの維持に役立っているという見方です。

こうした家族のなかで繰り返される父親のアルコール乱用は、「すべては酒のせい」と片づけ、家族内に横たわる本質的な問題を棚上げにすることに役立ってきたわけですから、一家にとって大きな救いになっていたことでしょう。

№56

効率優先の競争社会では、
人々の心のなかに、
厳しい自己監視装置が内蔵されています。
この自己査定によって
人々は自らを上級、中級、
下級品ないし、市場に出せない規格外れ
と考えるようになっているのです。

親を失望させたと感じる子どもは罪悪感でいっぱいになる

人を蹴落とし、のしあがることが良しとされ、すべてを効率で換算しようとする競争社会のなかでは、他者と親密であることの価値よりも、自らの市場価値のほうが優先されます。結婚もこの市場価値で決定されるので、結果として夫婦間の親密性など絵に描いた餅にすぎなくなっている場合が多いのです。

この個々に孤立した夫婦の関係を救うのは、ふたりの間にできた子どもです。子どものある夫婦は、子に依存し、自分たちの夢を子に託すことによって、かろうじて相互の交流を維持します。夫婦の会話は次第に、子どもに関することに限られるようになっていきます。

こうした親たちのコミュニケーション不全は、子どもたちに伝播《でんぱ》し、互いに波風を立てない「優しさ」が家族関係を覆うようになりました。夫が妻に不倫を語らないのは、この種の「優しさ」のためです。妻が夫にカード・ローンの借金を隠すのもこのためです。そしてまた子どもたちも、自分たちが学校でいじめられていることの痛手を親だけには知られないようにします。こうした状況のなかでは、子どもたちの窒息感はとても強くなります。

子どもに依存し、期待する親は、その期待が叶わなかったときの失望も激しいものになります。競争社会で生きる親のなかには厳しい自己監視装置が内蔵されていますから、彼・彼女らの出産や子育ては、自らの人生を豊かにし、成功に導くものでなければなりません。だから親は、子どもに期待した役割の遂行を求めます。言葉に出さなくとも、そぶりや視線でそれを子どもに訴えます。我が子が「規格外れ」になることなどもってのほかです。

もし親が子どもに失望すると、それは子どもをも失望させます。子どもというものは、親からの承認（「おまえはそのままでいい」）のそぶりを渇望しているからです。

親を失望させたと信じる子は「申し訳ない」という罪悪感を持ちます。それがはなはだしい場合には、自己処罰の願望にまで至り、それが反転して親たちに対する激しい攻撃として噴出する場合もあります。

「私は生まれたくて生まれたんじゃない」「なぜ生んだんだ」「おまえらの育て方が悪い」というのが、そのとき子どもの口をついて出る言葉ですが、こうした言葉をニートとか引きこもりと呼ばれる者たちから聞くことがよくあります。

第７章

怒

自分を
傷つけた人（親）
を許せない

№57

怒りは自己表現と
自己主張の芽です。
怒りは、
欲求が満たされないことに対する
自然な反応であり、
怒りの表現は、
その人の欲求のあり方を
示しています。

怒りが抑圧される三つの仕組み

非行、自殺企図、不登校、摂食障害やさまざまな依存症など、一般に「問題行動」と呼ばれるものは、自己表現としての意味があります。これらを「普段の生活のなかで、自分の怒りや欲求を表現したり主張できない人々のねじ曲げられた自己表現」と考えると、とても理解しやすくなります。

自分の怒りや欲求を表現したり、主張できなくなる人が生まれ育った家庭は、緊張に満ちたものであることがしばしばです。

夫婦の不和があったり、暴力を振るう者がいたり、借金や嫁姑問題に悩まされたりしている家庭のなかでは、子どもは、親の愛を当然のこととして期待することが難しくなり、親に気に入られる自分を装うことに全力を尽くすようになります。そうして当然期待できるはずの、子どもにとっては必要不可欠である親の愛を禁じられた子どもの心の奥には、絶望と怒りが蓄積されていきます。

怒りが洗練され、まとまりを持って表現されたものが「自己主張」です。

赤ん坊の頃は泣いて自分の欲求を表現しますが、いつの間にかできなくなります。心の発達が進んで自分と他人との区別がはっきりしてくると、他人との関係が気になってくるからです。

怒りが抑圧されるようになる仕組みは三とおりが考えられます。

一つ目は「怒りが相手を滅ぼし、壊してしまうという恐怖」による抑制で、この仕組みは2歳前後に働き始めているようです。こうした抑制を行う子どものうちの一部は、自分の怒りが相手を滅ぼすという恐れが強すぎるために、成長するに従って極端におとなしく従順に振る舞うようになっていくことがあります。

二つ目は「怒ることによって相手に嫌われ、見捨てられるという不安」による怒りの抑制です。こちらもまた小さな頃から始まりますが明確になるのは、一つ目よりもあとです。

三つ目は、心は怒りで満ちているのに「相手が強すぎるから、とりあえずおとなしくしておこう」というものです。この三つ目のような、自分の身の安全を守るために行われる生活技術的な怒りの抑制は、普通のおとなにも見られます。

幼児には自分の無力と依存という現実が把握できませんから、自分中心の世界のなかで、周囲のすべてを自分の意のままに動かしているという幻想に囚われて生きています。

いわゆる「幼児的万能感」と呼ばれるものです。幼児は欲求が満たされないで怒るたび、万能感によって親を壊します。しかし、壊しても壊しても親は平気な顔でそこにいて、次の機会には自分の欲求を満たしてくれます。

こうしたことを繰り返すうちに、子どもの心には「こんな至らない自分の欲求に応え、満たしてくれてありがとう。自分も何かお返しをしなければいけない」という、「償《つぐな》い」という高度な感情が芽生えてきます。この償いという感情は「抑うつ感」とも呼ばれ、それまではなかった「自分はダメなヤツだ」という、沈み、落ち込んだ気分のもとになります。

このようにして、幼児の「欲求が満たされないことによる怒り」の一部は、やがて抑うつ感に吸収されていき、成長して言語能力や認知機能が発達するに従って、他者にも受け入れられやすい方法や、やり方で表現できるようになっていきます。いわゆる自己表現とか、自己主張と呼ばれるものへと変貌《へんぼう》を遂《と》げていくのです。

こうしたプロセスをうまく踏むことができず、怒りや欲求が抑圧されたままになってしまうと、それらは心の奥底に蓄積されますがなくなるわけではありません。「今、できる方法」で表現され、問題行動や症状と呼ばれるものになります。

№58

怒りを隠し、自己主張を恐れ、
「本当の自分」が露《あら》わになれば、
他人は自分を嫌うに違いないと
信じ込んでいる「良い子」たちは、
他人の前では気弱そうに
ニコニコと
ほほ笑んでいるほかないのです。

抑圧された怒りは変質して恨みになり、相手の破壊を求める

怒りの抑うつは、より強力な怒りの脅迫によって生じるものです。威圧的で強迫的な親は子どもをおとなしくさせますが、そういう親に育てられた子どもの心には怒りが渦《うず》巻《ま》いて消えません。

こうした親の脅迫は子どもの精神発達を妨《さまた》げ、子どもの怒りはいつまで経っても自己主張の形でまとまってきません。このような子どもが大きくなって力を手に入れると、今度は自分が周囲を暴力で抑えつけようとするようになります。暴力を振るうおとなは、かつておとなに暴力を振るわれた子どもだったという経験を持っているはずです。

怒りは、欲求が満たされないときに生じる正常な心の反応です。ですから怒りの表現を恐れるということは、欲求することそれ自体を恐れるということになります。

そこから始まるのが、感情の鈍麻です。感情が鈍麻していけば、怒りだけでなく、喜びの感覚も消えてしまいます。やがて何かを欲求し、それを満たすという「生きる喜び」そのものがぼんやりとしてきてしまいます。

一方、このように育った子どものなかで、まがりなりにも感知された怒りは、表現さ

れずにため込まれます。出口を失った怒りは腐敗し変質し、恨みの感情に変わっていきます。怒りは生理的なものですが、恨みは病理的な感情です。怒りは一時的なものですが、恨みは持続して、その人の生活全体を支配します。怒りは相手の愛を求めますが、恨みは相手の破壊を求めます。恨みの感情が起きやすい状態では、すべての人間関係がこの感情で汚染され、周囲の人がみな「意地悪」に見えてしまいます。こうして人間関係は断たれ、孤立化が進みます。

悲劇的なことに、最も恨む相手とは最も愛を欲求する相手でもあるのですから、この孤立化は絶望的なものです。人生の早期に、こうした恨みを持ってしまうと、大変です。先ほども言ったように恨みで汚染された人は、かかわる人がみんな敵のように見えてしまいますから、その後の人間関係を次々と腐敗させていくことになります。かかわる人々が次々と恨みの対象になってしまうわけです。

しかし、こうした人々が恨みがましい不幸そうな顔をしているかというと、そうでもありません。むしろ内面の人間不信を覆い隠そうとするかのようにニコニコとほほ笑み、態度は控え目で、他人から好感を持たれるような人のほうが多いのです。言ってみれば「ニコニコ仮面」をかぶった人々です。

№59

〝怒り〟による他者コントロールは、1歳をすぎる頃から徐々に効果を失ってきます。代わって登場するのが「抑うつと〝いじけ〟による他者コントロール」です。

「死にたい」と言われたら、援助せざるを得ない

人は欲求の塊《かたまり》として生まれます。赤ん坊の頃はオギャー、オギャーと欲求不満の怒りのメッセージ（信号）を発します。

メッセージはそれが何であれ、送る相手の一定の反応（行動）を期待して発信されます。つまり、メッセージには必ず、そのメッセージを受け取る人が必要になりますし、「送り手による受け手のコントロール」という側面がついて回るのです。

たとえば、心の痛みを訴える人は、訴えられる相手の援助を求め、そのことによって相手をコントロールしようとしていると考えることができます。

うつ病がその典型です。「朝、起きられない」、「今日も一日、ひとりで生きなければならないかと思うとたまらない。死にたい」などと言われると、周りの人たちはその人の面倒を見ざるを得なくなってしまう。こういう形で、周囲を自分に奉仕させていくのが、この種のメッセージの基本的な構造です。

赤ん坊は、〝怒り〟という形でメッセージを発しますが、怒りによる他者コントロールはいつまでも通用するものではありません。幼児は、いずれ自分の力の限界について

思い知らされることになります。怒り狂ってみても、自分の要求が通らず、通す術もない自分の無力を肌で理解したとき、子どもは絶望し、本来の無力な状態に戻ります。抑うつ的になります。しかしやがて、こうした無力な状態がかえって周囲のおとなたちの関心を引き、結局は自分の要求が満たされることを知るようになります。

怒りや筋肉の力による他者コントロールは幼児期にしか通用しませんが、無力や抑うつなど〝いじけ〟によるコントロールは、先ほどのうつ病の例でわかるように、成長してからでも一定の効果が期待できます。ですから人はこれを一生追求し、洗練させてゆきます。ある症状によって、この他者コントロールの欲求が確実に満たされるとき、症状は固定化し、回復の見通しが立たなくなります。

だから治療者は、「この症状はだれに向けられているのか」ということを慎重に検討する必要があるわけです。症状が長引いている場合には、そこに必ず症状の〝支え手〟がいます。症状の〝訴え手〟（つまり患者）は、無意識のうちに症状によって支え手を支配し、操縦しているのです。こんな面倒くさいメッセージのやりとりをせず、「自分はこうしたい」「こうしてもらいたい」と、言語化できるようになればいいのですが、それも難しい。なぜなら、〝支え手〟もまた、〝訴え手〟を必要としているからです。

№60

われわれも人生の在庫整理をして、
腐ったリンゴを見つけ、
捨てていかなければなりません。

腐ったリンゴとは「恨み」のことである

匿名のアルコール依存症者たちの自助グループ（ＡＡ）には「12ステップ」という回復のステップがあります。その第４ステップに「生きてきたことの棚卸し」というのがあるのですが、これについてＡＡの聖書と呼ばれる『ビッグ・ブック』はこんな意味のことを言っています。

「在庫の棚卸しをして、ダメな商品、腐ったリンゴを捨てなければ商店は潰《つぶ》れてしまう。われわれの人生も在庫整理をして、腐ったリンゴを見つけ、捨てていかなければならない。われわれの人生において腐ったリンゴとは恨みだ。恨みを見つけ、恨んだ人、恨んだこと、傷つけられたと思った自分の持ち物（財産、セックス、野心、その他）を書き出してリストをつくろう。つくったリストをもうひとりの人に見せて、それについて話し合おう」

こうした作業をすることで、私たちは自分の人間関係を悠久の時間の流れに置くことができるようになります。こうした長い流れを意識することで、宇宙の広がりを感じ、自分の生活史を見下ろすと、今まで宿命とか悪運とか考えていたものも別の見方ができるようになります。

たとえば、それまでは恨みの対象でしかなかった親たちについても、なけなしの力のなかで生きる努力、その限界のなかでの自分に対する愛情というものが多少なりともあったことが理解できるようになります。今まで「真っ暗闇だ」と思っていた自分の過去のところどころに明かりがつくのです。こうした作業は「体験の組み替え」といわれるものです。

自分の過去に明かりが灯《とも》り、自分の過去をつくってきた人たちに、いくばくかでも感謝の気持ちが芽生えてくるようになったら、今度は自分が傷つけてきたと思える人のリストをつくってみるといいでしょう。それは、自分を傷つけたと思っていた人のリストと驚くほど一致しているはずです。リストをつくったら、歩いてみましょう。できる範囲の償いをするために歩いてみるのです。

このような行動から、今までの対人関係の癖（習慣）の修正が始まります。対人関係の癖とは「人格」にほかなりませんから、その修正とは、「人格の修正」とか「人変わり」とかいったものにあたります。

№61

シラフのときに緊張しやすいこと。
人付き合いが苦手そうで、
人前に出るとあがったり
偉ぶったりしてしまうこと。
概して自然体の人間関係が
つくれないことを
アル中らしさというのです。

人柄や人格とは、結局は人付き合いの癖のこと

アルコール依存症の特徴の一つである、自然体の人間関係がつくれないというのは、「ありのままの自分でやっていけない」と思っている人です。ある意味、対人恐怖の人にも似ています。これではシラフでやっていくのが大変です。

もう一つの特徴は、怒りっぽさです。単に短気なのではなく、ひがみっぽくて恨みを抱きやすい。これがあるので、たとえば「『新入院の人が来たのでベッドを替えてください』と言われた」というようなちょっとしたことで、差別された、馬鹿にされたと大騒ぎして、せっかくのアルコール依存症治療中に、途中で退院していってしまいます。

さらには、事大主義、権威主義でもあります。偉そうにしているわりには、自分の信念を持たず、支配的な勢力や風潮に迎合して自己保身を図ろうとしたり、一定の権力・威光に従ってものごとを意味づけようとしたりします。たとえば先ほどの「ベッドを替えて欲しい」という話なども、看護師が言うと居丈高《いたけだか》になって威嚇《いかく》するくせに、医者に言われると案外素直に従ったりします。

私は、こういう連中の人間くさいところが好きで長年付き合ってきたのですが、こう

した人柄のままでは世間では通用しません。だからそこを変えていく必要があります。

人柄とか人格というのは、結局は人付き合いの癖のことです。癖や習慣はレコードの溝のようなもので、一度できてしまうと、針はその上を確実に流れていく。そのたびごとに溝は深くなり、いつ聞いても同じメロディーしか流れなくなります。こうしておくと、心は疲れないですみます。人生は同じような体験の繰り返しですが、いちいち新鮮に驚いていたのでは心はくたびれ果てて、本当に必要なときにびっくりできなくなってしまう。ようするに習慣は心の経済（省力化）のために必要なのです。その習慣が人付き合いという局面では「人格」とか「性格」という神秘的な言葉で呼ばれるわけです。

この習慣は、乳児のときからつくられ始めます。乳児期の養育者（多くの場合は母親）との相互交流が、乳児のこの世での「体験」の始まりなのです。このときに、以後の体験を読み取る「辞書」や「文法書」のようなもの（情報プログラム）が用意されます。その後の体験は、この辞書や文法書を使って解釈されますから、これが歪んでしまうと、以後の体験がみな歪んでしまいます。アルコール依存症の人は、このズレや歪みがとても大きいために、自然体で人と付き合えず、いつも怒りを抱えながら生きている人ということになるでしょう。

№62

男が女に
「癒す母」を期待するとき、
男は女を恨むようになる。

暴力を振るう男（夫・息子）から逃げられない女たち

世の男たちのなかには、ひとたび憤怒が爆発するともう止まらないという危険な人がいます。こうした男たちは得てしてプライドが高く、傷つきやすい。それゆえに彼らの内部では自分を傷つけた人物への怒りが蓄積し、腐敗し、いつでも爆発寸前の恨みのガスが発生しているのです。

やっかいなことに、彼らを最も傷つけるのは、彼らの最も愛している人、彼らが「癒して欲しい」と期待する人です。最も愛している人から、望むような癒しが得られないと、彼らはその対象を恨むようになります。息子は「自分の気持ちを理解してくれない母」を殴り、夫は「母のように自分をいたわってくれない妻」に復讐するのです。

それが合理的な考えかどうかは別として、「妻が自分の思うとおりに振る舞ってくれない」「自分を大切にしてくれない」などと感じて傷ついている男たちもいますし、社会的、経済的な能力で、妻が自分より優位にあることに傷ついている男たちもいます。

こうした傷つきを暴力で表現する男たちは、いつでも暴れ回っているわけではありません。しかし、彼らが静かにしているときこそ、暴力の欲動が蓄えられているときです。

妻は経験から夫の緊張の高まりを察知し、夫をなだめ、機嫌をとります。これは一時的に成功したかのように見え、妻は夫をコントロールする能力に自信を持ったりしますが、この努力はいずれ破綻し、夫の暴力がまた噴出します。その暴力は、暴力を振るう者の身体的、心理的な緊張が放出されるまで続きますから、結果は惨憺《さんたん》たるものになります。

アメリカの心理学者マーティン・セリグマンは、努力を重ねても望む結果が得られない経験・状況が続くと、「何をしても無駄だ」と思うようになり、その状態から脱しようとしなくなるという「学習性無気力」という概念を提唱しました。セリグマンは、強い衝撃から逃げ出すことができないようにされ続けた犬が、逃げられる環境に入れられても、逃げることを諦めてしまうことを実験によって示し、人間の場合も同じことが起こると考えたのです。暴力男と一緒にいる女性は、まさにその犬と同じ状態になっていると言っていいでしょう。一種の〝腰抜け〟になってしまって、逃げる機会が与えられても逃げられなくなってしまうのです。恨みを抱え、それを暴力で晴らすことしかできない男。そこから逃げられなくなった女というカップルによる事件がときおり世間を賑わすことがありますが、「そうせざるを得ない」という嗜癖的な側面は明確化されないまま、偶発的な悲劇として片づけられてしまいます。

№63

家族機能に不全をきたしている家庭で育った親は、子の人生に侵入し、子は親のように生きる。

子どもはときどき親を憎み、呪い、彼らとは全く違った人生を歩もうとしますが、結局のところその軌跡《きせき》は、親のそれの鏡像のように右・左だけが違った同じ形を描いて終わるのです。

自分の人生を親のために生きてはならない

アルコール依存症者や暴力を振るう者がいたり、あるいは仕事一辺倒で家族を顧《かえり》みない父や、病気であったり、世間の目ばかり気にしたりして子どもに温かいものを与えられない母などがいて、家族、とくに子どもが必要とする保護を得らないような「家族らしい機能」を持たない家族を「機能不全家族」と呼びます。

こうした家で育った子どもをアダルト・チルドレンといい、アダルト・チルドレンの自覚を持った有名な人物にビル・クリントン元アメリカ大統領がいます。ビルの母は、離婚と結婚を繰り返しており、義父の一人はアルコール依存症者で母を虐待し、暴力を振るったといいます。ビルは母をかばって家を逃げ出し、庭の車の陰で母と一緒に夜を過ごすことが多く、また、ビルの弟は薬物依存症者だそうです。

最近の若い人のなかにはピンとこない人もいるかもしれませんが、私たち日本人がなじみ深いアダルト・チルドレンの典型と言えば、漫画『巨人の星』の主人公・星飛雄馬《ほしひゅうま》でしょう。飛雄馬の父・一徹《いってつ》は過去の栄光にこだわって鬱屈《うっくつ》し、ときどき深酒をして荒れます。飛雄馬はそうした父の胸のうちをくみ取り、その期待に応えて父親を喜ばせようと必死になってプロ野球でスターを目指します。いったい飛雄馬自身は野球が好きだったのでしょうか。飛雄馬自身もプロ野球選手として活躍する夢を描いていたのでしょうか。もしかしたら、好きや嫌いを考えようもないところで、勝ち負けのパワー・ゲームの日々を送っていたのではないでしょうか。

本当のところは、飛雄馬に聞いてみなければわかりませんが、少なくともこの漫画に出てくる父は、「不幸な父」であることで飛雄馬の人生に侵入し、乗っ取ってしまいました。そんな一徹がどんな親のもとで育ったのか……漫画のなかに描かれていたのかどうか記憶にないのですが、一徹があのような父としてしか生きられなかった背景には、一徹の親の状況にもそれなりのものがあったと推測できます。つまり、一徹の親は、孫の飛雄馬の人生を決めてしまっているのです。

四角く生きた親の子どもが、丸く生きることはありません。もし、そうしたいのであれば、自分のアダルト・チルドレン性に気づいて、これを修正することにかなりのエネルギーを注がなければならなくなります。

おそらく飛雄馬はそのような努力はしていないでしょう。飛雄馬が生涯をかけてエネルギーを注いだのは、父の失った夢「巨人の星」になることでした。

№64

非行や逸脱や
ある種の疾病《しっぺい》のなかに、
「真の自己」の
生き残りをかけた
〝あがき〟が
見られることがあります。

「偽りの自己」と「真の自己」

「真の自己」とはいきいきとした現実がある自分です。自分のすること、考えることについての自信（自己肯定感）を持っている自分です。こうした感覚の持ち主は、自分が他人に愛され、受け入れられていることを当然と思う「健康な自己愛」を備えています。

こうした人は、たとえ逆境に置かれても、それに耐えることができ、しかもそれをいい経験、楽しい記憶に変えてしまう力を持っています。たとえ他人の悪意に直面しても、その現実に押しつぶされることなく、自己を維持するしなやかさを備えています。

対して、「偽りの自己」というものがあります。「偽りの自己」は、先述の小児科医で精神分析家でもあったドナルド・ウィニコットが頻用《ひんよう》した用語です。彼はこれを「他人に対して恨みつらみの感情を抱えやすく、怒りの噴出や盗みといった嗜癖の衝動を適切にコントロールすることが難しい人柄」として描写しました。

しかし私の見方はちょっと違っていて、こうした〝性格の歪み〟は「真の自己」と「偽りの自己」という二つの自己の間の緊張関係の産物ではないかと考えています。

「偽りの自己」で覆われている人の場合、自分のやっていること、考えていることに自信が持てなくなります。自分のすべてが何か嘘くさいし、他人に媚《こ》びへつらう感じがつきまとい、いきいきとした現実を楽しむことができません。この種の人は、嫌な経験はすべて他人から受けた不当な悪意のように思われ、すぐに他人を恨みます。その結果、過去の経験のすべてが他人の悪意に振り回された悲惨な経験、暗い記憶になってしまいます。どんなに経済的には恵まれた家庭で育っていても、こうした人々の社交術は、その場に合わせただけの「媚びへつらい」ですから、媚びただけ、へつらっただけ、本人を傷つけ、それがまた他人への恨みの種になるという悪循環が繰り返されます。

とはいっても、「偽りの自己」の塊という人もいなければ、100％「真の自己」という人もいません。両者は混ざり合って人格を編み上げているのです。「真」の部分が多い人は、「偽」の部分を洗練された社交的態度のなかに取り込んで、「真」の自分を守るために使いこなすことができます。これが「普通の人」であり、「健康な人」です。「真」の部分がある程度の力を持ちながら隠蔽されているとき、これは「偽りの自己」の仮装を破って外に噴出しようとします。ここで厳しい自己批判が生じ、症状行動が始まるわけです。つまり精神症状は、それ自体、「真の自己」による回復のあがきであり、救助のメッセージなのです。

№65

自分自身で、
心のなかの子どもの欲望に耳を傾け、
それを見守る心のなかの親の声に
耳を傾けましょう。
自分を認め、許し、愛していくのは
あなた自身なのです。
あなたは、今、もうすでにそのままで、
「自分のために生きていける」
能力を持っているのです。

今までよりずっと楽で満ち足りた人生のために

他人のために生きてきた人生を振り返り、必要であれば他人への怒りを吐き出しましょう。そうして自分のなかにいる「子どもの自分」の欲望に沿って生きられるようになったとき、あなたの前にはたくさんのごちそうが並んでいるはずです。

選択肢はたくさんあるのです。他人に「結婚して一人前」という目で見られるから結婚した、「親がうるさいから」結婚したというのでは、自分の責任を放棄しています。

自分の「真の欲望」を念頭に置きながら生きることは、今までいわれてきた「世間体を考えよ」という〝おとな〟の考え方から見れば、未成熟に見えるかもしれません。でも、それでいいのです。結婚も、子どもを生むことも、一つの選択肢。必ずしもおとなの必要条件ではありません。自分の責任で選択をし、その結果を引き受けることこそおとなとしての成熟であり、「自分のために生きていく」ということです。

4年ごとにパートナーを取り替える人がいてもいいでしょう。夫はいらないが子どもは欲しいという人は、人工授精や養子を選べばいいのです。同性同士のカップルがいてもいい。自分が好きなときに好きな人と寄り添う。そんな関係を目指せばいいのです。

だれのためでもない、だれのせいにもしない、自分自身をハッピーな状態にすることが、あなたの第一にするべき仕事です。あなたが一瞬一瞬、自分を大切に生きるとき、あなたのなかに湧き上がる感情や欲求は大切にされ、固定した「〇〇らしさ」から自由になれます。自分に必要なことも限界も、自然に見極められるようになるでしょう。

自分の欲求を中心に行動していても、深いところで他者と共感し合い、調和することができるはずです。なぜなら、あなたの心の深いところにある欲求は、他者とのつながりと調和を求めているからです。あなたが自分に惚れて惚れて惚れ込むほど、他者に対して湧き上がる深い愛情を感じずにいられなくなり、寂しさが消えていくでしょう。

人生に決められたレールはありません。一定のモデルもありません。あなた自身がレールを敷いてつくっていくのであり、あなた自身が「これでいい」と思う人生を歩んでいけるのです。だれかに「それはダメだ」という口出しをさせない代わりに、だれかに「それでいい」と許可してもらい、責任を請け負《お》ってもらうこともできません。自分の欲望に正直に生きようというあなたはもう、自分の外側に「ああしろ」「こうしろ」と言ってくる、うるさい「親」を持っていない。つまり「自分のために生きていける」能力を手に入れたということです。

引用文献

『「自分のために生きていける」ということ』(だいわ文庫)

No.2、3、8、15、17、30、39、41、49、51、52、65

『「家族」という名の孤独』(講談社+α文庫)

No.4、6、9、10、11、13、14、20、27、29、32、37、38、43、47、55、62、63

『インナーマザーは支配する　侵入する「お母さん」は危ない』(新講社)

No.5、16、21、22、23、40、50、53

『生きるのが怖い少女たち―過食・拒食の病理をさぐる』(カッパ・サイエンス新書)

No.7、26、28、59、64

『魂の家族を求めて―私のセルフヘルプ・グループ論』(日本評論社)

No.24、31、46、48

『アルコール依存症とは何か』(ヘルスクエスト選書)

No.42、60、61

『家族依存症』(新潮文庫)

No.57、58

『家族の闇を探る』(小学館)

No.35、44、56

『アダルトチルドレンと家族―心のなかの子どもを癒やす』(学陽書房)

No.34、36

『封印された叫び―心的外傷と記憶』(講談社)

No.33

※上記以外はネットカウンセリングより

斎藤学（さいとう さとる）

精神科医、家族機能研究所代表。1941年東京都生まれ。1967年慶應義塾大学医学部卒。同大助手、WHOサイエンティフィック・アドバイザー（1995年まで）、フランス政府給費留学生、国立療養所久里浜病院精神科医長、東京都精神医学総合研究所副参事研究員（社会病理研究部門主任）などを経て、医療法人社団學風会さいとうクリニック理事長、家族機能研究所代表。医学部卒業後、母校の神経科学教室で精神分析のトレーニングに入る。同時期より、国立アルコール症センターとして発足した久里浜療養所（当時）で臨床にあたりつつ、アルコール依存症など「依存症」という用語を提唱し定着させ、依存症の家族に代表される、温かさや安心感などが提供できない機能不全家族で育った「アダルト・チルドレン」という概念を日本に広めた。『アダルト・チルドレンと家族』（学陽書房）、『インナーマザー ～あなたを責めつづける心の中の「お母さん」～』（だいわ文庫）、『「家族」という名の孤独』（講談社＋α文庫）など著書多数。

木附千晶（きづき ちあき）

子どもと家族カウンセリングルーム市ヶ谷共同代表。臨床心理士。ジャーナリストとして活動中に「子ども」に興味を持ち、アライアント国際大学・カリフォルニア臨床心理大学院で学ぶ。文京学院大学非常勤講師。子どもの権利条約（CRC）日本理事。 愛着理論を基盤にした子どもの権利条約の講演や離婚や別居に伴う面会交流支援など家族問題、ペットロスのケアにも取り組む。主著に『迷子のミーちゃん　地域猫と商店街再生のものがたり』（扶桑社）、『子どもの力を伸ばす　子どもの権利条約ハンドブック』（自由国民社）ほか。

【構成】木附千晶
【ブックデザイン】鈴木千佳子
【DTP】生田敦

すべての罪悪感は無用です

【発行日】2019年2月10日　初版第1刷発行

【著者】斎藤学
【発行者】久保田榮一
【発行所】株式会社 扶桑社
〒105-8070
東京都港区芝浦1-1-1　浜松町ビルディング
電話 03-6368-8870(編集)
03-6368-8891(郵便室)
www.fusosha.co.jp
【印刷・製本】中央精版印刷株式会社

ISBN978-4-594-08134-8